PRÉCIS
D'UROLOGIE CLINIQUE

INTERPRÉTATIONS CLINIQUES
DES
CHIFFRES DE L'ANALYSE D'URINE

PAR
L. LEMATTE
Pharmacien de 1re classe, ex-interne des Hôpitaux de Paris

ET POUR LA PARTIE CLINIQUE
PAR
Le Dr Henry LABONNE
Licencié ès-sciences naturelles
Officier de l'Instruction publique

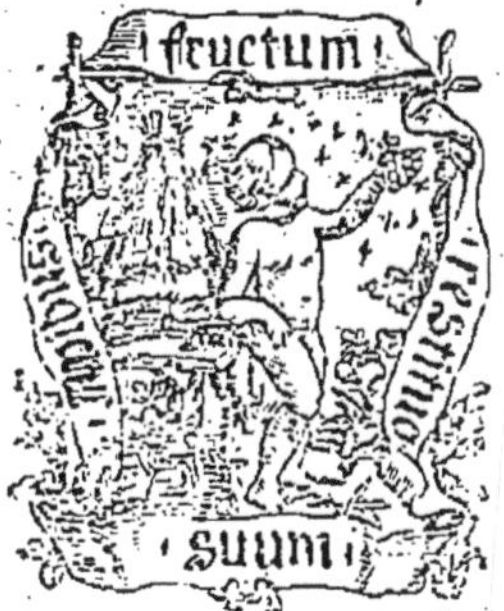

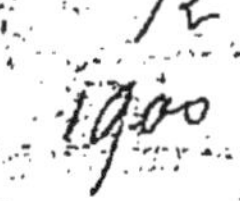

PARIS
SOCIÉTÉ D'ÉDITIONS SCIENTIFIQUES
4, RUE ANTOINE-DUBOIS, 4

PRÉCIS

D'UROLOGIE CLINIQUE

PRÉCIS
D'UROLOGIE CLINIQUE

INTERPRÉTATIONS CLINIQUES
DES
CHIFFRES DE L'ANALYSE D'URINE

PAR

L. LEMATTE

Pharmacien de 1re classe, ex-interne des Hôpitaux de Paris

ET POUR LA PARTIE CLINIQUE

PAR

Le Dr Henry LABONNE

Licencié ès-sciences naturelles

Officier de l'Instruction publique

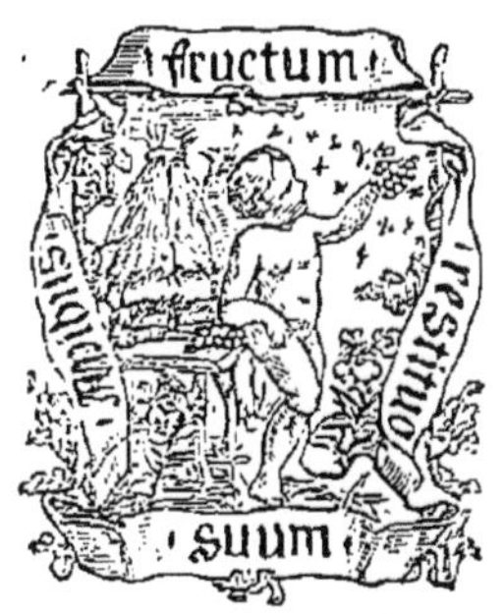

PARIS

SOCIÉTÉ D'ÉDITIONS SCIENTIFIQUES

4, RUE ANTOINE-DUBOIS, 4

PREMIÈRE PARTIE

INTRODUCTION

De nombreux volumes ont été écrits sur la chimie urinaire. Les méthodes analytiques y sont exposées avec des détails très complets. Ces livres sont écrits surtout pour les chimistes.

Le médecin ne trouve pas dans ces ouvrages, la *traduction clinique* des faits exposés qui pourrait, au lit du malade, l'aider dans sa tâche.

Notre petit livre s'adresse surtout au public médical absorbé par la clientèle. Notre désir est de faire voir au praticien tout le parti qu'il peut tirer d'une analyse bien faite.

Dans la pratique journalière, l'analyse d'urine consiste souvent en un examen rapide, pouvant déceler des quantités déjà notables de sucre et d'albumine :

Aucun renseignement n'est alors acquis

sur l'élimination du phosphore, sur l'utilisation de l'azote.

La raison de cet emploi si restreint de l'analyse quantitative, est la difficulté, pour le praticien, de commenter utilement les chiffres donnés par le chimiste. La feuille d'analyse n'est souvent qu'une suite de chiffres arides, sans liens et sans traductions cliniques.

Au même titre que l'auscultation et la percussion l'analyse d'urine doit apporter au médecin des éléments précieux pour établir son diagnostic et instituer un traitement rationnel.

Croire que l'analyse d'urine n'est vraiment utile que lorsqu'on y soupçonne la présence d'éléments anormaux, est une erreur courante. Cependant que d'accidents graves pourraient être évités si une analyse complète, faite en temps opportun, soulignait les anomalies dans les rapports urinaires et révélait les éléments anormaux.

Des moyens préventifs, un médicament approprié, une hygiène rationnelle, éviteraient une attaque de goutte, retarderaient ou empêcheraient l'apparition de la glucose ou de l'albumine.

Ainsi comprise, l'analyse peut et doit donner beaucoup plus qu'elle n'a fait jusqu'à présent. Pour que les résultats entre les mains du médecin soient vraiment utiles, il faut que les chiffres qu'il a sous les yeux puissent être traduits en langage clinique. Ces interprétations seront ainsi un résumé donnant une idée exacte du fonctionnement plus ou moins défectueux de l'organisme.

Dans ce petit ouvrage, on a essayé de résoudre ce problème.

J'ai été encouragé, dans ma tâche, par les praticiens avec lesquels je suis en rapports quotidiens.

Ce livre est volontairement incomplet; il est le résumé des travaux des Bouchard, Armand Gautier, Alb. Robin, Charrin, Le Gendre, Labonne, etc. Laissant de côté toutes les théories obscures, nous n'avons retenu que les faits précis se rapportant à la pathologie des affections qu'on rencontre le plus souvent dans la pratique journalière.

Ainsi réduit, ce petit livre devient un mémento de poche, que le médecin pourra facilement consulter. L'avenir nous dira si nous avons atteint le but proposé.

Voici le plan adopté :

Pour chaque article de la feuille d'analyse, nous donnons :

1° Quelques notions de chimie pure indiquant la composition de l'élément ;

2° Les différents états sous lesquels on le rencontre dans l'urine ;

3° Un mot sur la méthode employée par le chimiste pour le dosage ;

4° L'indication pathologique qui correspond soit au chiffre trouvé, soit à la présence d'un élément anormal, et quelles considérations cliniques le médecin peut étayer sur ces données.

Après chaque article, nous avons résumé notre étude dans un tableau.

Dans la deuxième partie de notre ouvrage, nous avons étudié les différentes anomalies que l'urine présente dans les maladies de la nutrition, primitives et secondaires.

LEMATTE ET D[r] LA BONNE.

CHAPITRE PREMIER

Utilité de l'Analyse de l'Urine

Est-on en droit d'attribuer à cette analyse une importance capitale ?

Nous laissons Claude Bernard répondre à cette question :

« L'urine, dit-il, représente en quelque sorte les détritus résultant des phénomènes chimiques intimes qui s'accomplissent dans l'organisme. Il est aussi naturel de juger par sa constitution de la nature des phénomènes nutritifs qu'il le serait de juger de ce qui se passe dans un fourneau par la nature des produits que laisse échapper sa cheminée. »

Si on compare les différents matériaux rejetés par les poumons, la peau, l'urine et les fèces, on trouve, chez les carnivores, que l'urine *contient à elle seule la presque totalité des sels et des déchets azotés* expulsés par l'organisme.

L'assertion de Claude Bernard est donc très justifiée. De plus, l'analyse de l'urine est relativement facile et ne présente pas les difficultés qu'on rencontre dans l'examen des autres excrétions.

Nos connaissances actuelles en chimie urinaire sont suffisantes pour servir aux besoins de la clinique.

Aux sciences physiques revient l'honneur d'avoir jeté un jour tout nouveau sur les problèmes si complexes de la vie cellulaire. La classification des différentes maladies issues des troubles nutritifs a été établie sur des bases rationnelles : telle entité morbide d'autrefois est maintenant rattachée à l'une des grandes classes de dyscrasies, par *accélération* ou *ralentissement de la nutrition*. Ces perturbations de la vie intra-cellulaire se traduisent par une altération des humeurs. L'urine, plus que toute autre sécrétion, est alors modifiée dans sa composition, les *rappports urologiques* sont anormaux et leur évaluation peut donner au praticien des renseignements précieux.

Avant d'aborder l'étude des déchets urinaires, il est indispensable de montrer par quel mécanisme l'aliment se transforme, en donnant aux cellules les matériaux nécessaires à la vie et laissant un résidu expulsé par les fèces et surtout par l'urine.

CHAPITRE II

Nutrition

Assimilation et désassimilation

L'aliment protéique se dédouble en deux temps. — L'aliment complet, par excellence, est la *substance protéique* qui peut, par des phénomènes d'*oxydation* et de *réduction*, fournir aux tissus *les graisses* et *les hydrates de carbone* dont ils ont besoin.

Dans son travail sur « la constitution des albuminoïdes » Schutzenberger a fixé la composition moléculaire de ces substances. Par oxydation et réduction, il a obtenu une série de corps qu'on rencontre dans l'organisme.

M. le professeur Armand Gautier a pensé que ces dédoublements s'effectuaient chez l'individu par un mécanisme analogue. Une fois ingéré, l'aliment azoté subit une *destruction* où l'oxygène ne joue *aucun rôle* : c'est un phénomène de la *vie anaé-*

robie. Les corps qui en résultent, contiennent une énergie latente qui pourra être employée postérieurement. Si l'activité cellulaire est ralentie ou affaiblie, ces réserves s'accumulent dans les tissus. Ainsi prennent naissance le glycogène et les graisses. Dans la deuxième phase ou période *d'oxydation*, ces produits sont fixés par la cellule pour aider à son accroissement ou entretenir sa vitalité ; les résidus de cette synthèse sont rejetés.

Dans ce travail complexe, chaque genre de cellule utilise, suivant un *mode qui lui est propre*, les matériaux apportés par l'aliment. Lorsque sa tâche est remplie, elle rejette en dehors, les résidus sous forme d'urée, d'acide urique, d'eau, d'acide carbonique, etc.

Si nous supposons une cellule jeune en voie d'accroissement, il faudra lui fournir des matériaux en quantité suffisante. Lorsqu'elle cesse de s'accroître, les apports devront être modérés, sous peine de voir s'accumuler des matières inutilisées. Alors apparaitraient les troubles nutritifs par ralentissement de la nutrition.

Si, au contraire, la ration d'entretien est insuffisante, la *cellule s'atrophie* et meurt après destruction partielle ou totale de sa propre substance.

Tous ces défauts, dans les phénomènes de la nutrition, se traduisent dans l'analyse de l'urine par l'évaluation de l'urée, de l'acide urique, de l'azote total et surtout du *coefficient d'utilisation de l'azote*.

Pour se faire une idée exacte de ce mécanisme d'assimilation et de désassimilation, il est utile de considérer la cellule comme une *unité physiologi-*

que, vivant comme vit le ferment alcoolique, au sein d'un liquide sucré. Cet organisme si simple, avec un peu d'eau, du sucre et de l'oxygène, est capable de produire des dédoublements complexes dont l'*alcool* est le produit utilisé.

De même les cellules de notre organisme agissent comme de véritables ferments et puisent dans les apports sanguins, les matières utiles à leur développement. Ainsi les cellules du tissu conjonctif produisent de l'*élastine*, de la *géline ;* à côté d'elles, les cellules osseuses produisent de l'*osséine* avec le même liquide.

Certains organes ont, dans cette analyse, un rôle spécial et fabriquent des substances qu'on ne rencontre pas dans d'autres tissus ; le foie donne du *glycocolle* et de la *taurine*. D'autres substances, au contraire, peuvent être produites par plusieurs organes très différents : par exemple, l'urée et le glycogène, fabriqués en grande quantité par le foie, peuvent se rencontrer dans tous les tissus.

Travail cellulaire. — On peut évaluer approximativement le travail cellulaire produit, en comparant les résidus aux ingesta. Il y a bien des phases, dans ces transformations, qui nous échappent complètement. Pour ne citer qu'un exemple, le rôle intime des ferments digestifs nous est complètement inconnu. Quel mécanisme préside à la transformation de la fibrine en peptone ? et comment cette peptone devient un produit amidé dont une partie va directement au foie, tandis que l'autre est charriée par le sang ?

Nous sommes forcés d'avouer notre complète ignorance de ces faits importants.

Dans ces cycles de transformations, nous trouvons l'**urée** comme déchet ultime principal, expulsé par l'urine.

Ainsi, si nous observons les modifications de la molécule azotée opérées dans une cellule, quel que soit l'organe considéré, nous trouvons toujours les mêmes produits *résiduels principaux*. A côté d'eux, on rencontre une série de corps dont l'élaboration a une origine morbide. Le foie malade déversera des pigments biliaires modifiés, du glycogène en excès et l'apparition de ces éléments dans l'urine indiquera une altération de l'organe sécréteur.

Soufre et phosphore. — La molécule protéïque contient aussi du soufre et du phosphore. L'étude de l'élimination plus ou moins parfaite de ces métalloïdes complètera les notions que nous aurons acquises sur l'oxydation de la matière azotée. Lorsque la combustion aura été complète, nous trouverons dans les exsudats ces corps au maximum d'oxydation. Si la vie aérobie est entravée, le soufre et le phosphore mal brûlés, se rencontrent sous des états d'oxydation imparfaite. Dans notre étude sur les *coefficients urinaires*, nous préciserons ces faits en les coordonnant.

CHAPITRE III

Urine Normale. — Urine Pathologique

Est-il nécessaire, pour qu'une urine *soit anormale*, qu'elle renferme des éléments pathologiques ?

Non, une urine est *anormale* chaque fois *que les éléments normaux varient comme quantité absolue ou dans leurs rapports respectifs.*

Cette règle importante est féconde en déductions cliniques. Un malade pourra être dans un fort mauvais état de santé et ne pas éliminer de sucre et d'albumine. L'examen sommaire de son urine ne pourrait donc pas renseigner le praticien. L'étude de l'urine dans les diathèses soit héréditaires, soit acquises, nous fera voir toute l'importance que prend l'analyse dans ces états morbides.

Rapports urologiques. — Il n'existe pas de type fixe et absolu d'urine normale, *mais il est un rap-*

port invariable chez l'homme sain entre les différentes quantités des substances éliminées. Cette idée a été mise en lumière par les travaux d'Alb. Robin.

L'étude des rapports urologiques trouve une application utile dans les maladies de la nutrition.

Chiffres normaux. — La maladie modifie chez l'individu les rapports urologiques, et fait varier quantitativement les chiffres normaux.

Pour fixer les idées et rendre pratique la lecture de l'analyse, les urologistes ont établi des nombres moyens. Notre feuille d'analyse donne ces chiffres.

Sans voir dans ces normales des nombres absolus, il y aura lieu de soupçonner une perturbation morbide, chaque fois qu'on sera en présence de nombres s'écartant de ces données expérimentales. Nous allons prendre chaque indication de la feuille d'analyse et l'étudier suivant le plan que nous nous sommes tracé.

Spécimen de notre feuille d'analyse

INSTRUCTIONS POUR RECUEILLIR LES URINES

Pour faire une analyse complète, il faut opérer sur l'urine émise en 24 heures. On devra donc :

1° Uriner le matin pour vider la vessie et noter l'heure exacte de cette première émission;

2° Recueillir ensuite dans un vase bien propre (1) toute l'urine émise pendant 24 heures depuis l'heure notée la veille ;

3° Mesurer exactement la quantité *totale*;

4° Envoyer au laboratoire un échantillon d'au moins 1/2 litre.

(1) Nous prêtons aux clients des vases en verre hermétiquement bouchés.

ANALYSE D'URINE

PARIS, le ____________

Médecin traitant, le Dr ____________

Monsieur ____________

Age ________ Poids ____________

	URINE NORMALE	URINE ANALYSÉE
Volume émis en 24 heures......	Homme, 1500 c. c.	
	Femme, 1200 c. c.	
Réaction..........................	Acide	
Couleur..........................	Jaune ambré	
Odeur..........................	Sui generis	
Aspect..........................	Limpide	
Consistance..........................	Fluide	
Dépôt..........................	Presque nul	
Densité à + 15°..........................	1018-1020	

Dosage des Éléments Normaux

	PAR LITRE		PAR 24 HEURES	
	URINE NORMALE	URINE ANALYSÉE	URINE NORMALE	URINE ANALYSÉE
Éléments organiques....	25 à 38 gr.		35 à 40 gr.	
— minéraux..	8 à 10 —		12 à 15 —	
Total des matières dissoutes.	33 à 40 —		47 à 55 —	
Eau (par différence).	980 —		1000 à 1400 —	
Urée... (Homme...	16 à 18 —		24 à 27 —	
Urée... (Femme...	14 à 16 —		17 à 20 —	
Acide urique......	0.40 —		0.60 —	
Azote total (en urée)	20 —		30 —	
Acidité. (En H Cl...	1.4 —		2 —	
Acidité. (En P^2O^5...	1.2 —		1.8 —	
Phosphates en (P^2O^5)	—		3 —	
Sulfates en (SO^4H).	2.3 à 3 —		3.6 à 4 —	
Chrorure en (Na Cl).	6 —		10 —	

RAPPORTS

1. Azote de l'urée à l'azote total............	$\frac{85}{100}$	
2. Acide urique à l'Urée....................	$\frac{1}{40}$	
3 Urée aux matières solides................	$\frac{1}{2}$	
4 Acide phosphorique à urée...............	$\frac{1}{10}$	
5. Chlorures à l'urée.......................	$\frac{1}{3}$	
7. Matières minérales au total des matières dissoutes..............................	$\frac{1}{3}$	

Dosage des Éléments anormaux

	PAR LITRE	PAR 24 H^res	OBSERVATIONS
Mucine			
Globuline			
Sérine			
Albumine totale			
Peptone			
Acétone			
Acides biliaires			
Pigments biliaires			
Urobiline			
Indican			
Acide oxalique			
Glucose			
Acides libres			

Examen microscopique du Dépôt

Sédiments organiques

Sédiments minéraux

Examen Bactériologique

Observations et Conclusions

CHAPITRE IV

Caractères physiques

Volume de l'urine

Fixons d'abord un point important. Sur quel échantillon du liquide émis devront porter les essais du chimiste ?

Beaucoup de praticiens examinent l'urine du matin ; d'autres font uriner le malade à n'importe quel moment de la journée, pour faire un examen qualitatif.

Ces pratiques sont défectueuses. La composition de l'urine varie forcément à toute heure de la journée, aussi est-ce sur l'urine *émise en 24 heures*, qu'un essai, soit qualitatif, soit quantitatif, doit porter. *Le volume doit toujours être noté exactement.* Pour fixer les idées, supposons un diabétique éliminant 10 grammes de sucre par litre. Si le volume émis en 24 heures est de deux litres, donnant 20 grammes de sucre, l'affection est relativement bénigne.

Au contraire, si la quantité émise est de 4 litres par jour, le diabète sera dans une phase de gravité inquiétante. *Ce qui est vrai pour le sucre, l'est aussi pour tous les matériaux de l'urine,*

Pour recueillir l'urine destinée à l'analyse, le malade doit, à une certaine heure de la journée, vider sa vessie, ne pas garder cette émission, et conserver l'urine émise, jour et nuit, jusqu'à l'heure correspondante le lendemain, heure à laquelle il urine une dernière fois dans le vase *ad hoc.* Si nous insistons sur ces détails, c'est que l'erreur commise, en supprimant ou en ajoutant une émission d'urine, peut faire varier le volume de 150 à 250 centimètres cubes. Pour faciliter ces opérations, nous avons pris l'habitude d'envoyer chez les malades des bocaux contenant un antiseptique destiné à empêcher l'altération de l'urine. On évite ainsi des transvasements désagréables et une évaluation inexacte du volume.

Chiffres normaux. — Les urologistes donnent comme volume normal, émis en 24 heures :

1,500 centimètres cubes chez l'homme.

1.200 centimètres cubes chez la femme.

Le médecin devra noter l'âge du sujet, son poids, son genre de vie habituel, la nature de ses occupations. Tous ces facteurs entrent pour une part assez large dans les variations des chiffres urinaires.

Variations du Volume

		AFFECTIONS CORRESPONDANTES		REMARQUES COMPLÉMENTAIRES
Volume augmenté	*Polyurie.* (V +)	Par altération des reins	Néphrite interstitielle	2 à 4 litres. qqfois albumine.
			Dégénérescence amyloïde	2 à 6 litres. albumine.
		Par altération de la nutrition	Diabètes glycosurique	Glucose, acétone.
			azoturique	Urée(+) Az. total(+)
			phosphaturie.	$P^2 O^5$ (+).
		Nerveuse	Hystérie	Interversion des Phosphates
		Essentielle	Epilepsie.	
			Démence	Urine hypotoxique
Volume diminué	*Anurie*... (V-) accidentellement	Produit par un calcul ou une tumeur.		Vérifier la teneur en urée.
		Certaines néphrites.		Présence de l'albumine.
		Anurie nerveuse		
		Anuries accidentelles	Brûlures intoxications	Présence de l'albumine. Souvent.
	Oligurie. (V-) d'une façon permanente	Dans les affections fébriles.	Dermatoses. Aff. goutteuses. » toxiques.	Acidité augmentée.
		Dans les affections chroniques.	Du Cœur	Albumine.
			Des org. respirat.	Déminéralisation.
			Des reins	Examen microscopique du dépôt.
			Du foie, de l'utérus.	

Couleur

A l'état normal, la couleur de l'urine est d'un jaune plus ou moins prononcé, allant du *jaune pâle* au *jaune rouge*. Toute urine dont la couleur ne rentre pas dans cette gamme est une urine pathologique.

Nous appellerons *urochrome* le pigment normal colorant l'urine. Il existe une telle confusion dans l'étude des pigments urinaires, que nous serons très sobre d'hypothèses.

Sans rien présumer sur le lieu de formation de ces pigments, on peut supposer que les oxydations plus ou moins intenses modifient la substance colorante de l'urine. Ce fait est vérifié au laboratoire. Il n'est pas besoin de donner à chaque stade d'oxydation une désignation spéciale. L'acide urique et les urates, en se précipitant, entraînent une matière colorante qu'on a appelée l'*uroérythrine* (dépôt rouge brique).

Dans certaines affections, l'*urobiline* dérivant de l'*hémoglobine* donne à l'urine une teinte allant du jaune rouge au rouge acajou. La présence de ce corps devra être vérifiée par des réactions spéciales. Lorsque l'urine contient du sang, elle est rouge-noirâtre, avec un dépôt plus ou moins abondant contenant des hématies. Certains médicaments : la rhubarbe, le séné, le safran, donnent à l'urine, des colorations anormales.

Nous préciserons ces faits dans l'étude des éléments anormaux.

Odeur

A l'état normal, l'odeur de l'urine n'est nullement désagréable.

A. Robin a remarqué que l'urine très albumineuse sentait le pain bouilli. L'urine de la néphrite parenchymateuse aurait cette odeur. L'urine du diabétique a une odeur spéciale de moût de raisin. L'acétone communique son odeur à l'urine. Certains médicaments (cubèbe, safran, valériane, etc.) lui donnent leur odeur caractéristique. La térébenthine donne une odeur de violettes, les asperges communiquent à l'urine une odeur fétide qui, d'après les remarques du docteur de Beauvais, ne se retrouve pas dans l'urine des albuminuriques. L'altération profonde du tissu rénal est la cause de ce phénomène. Le clinicien pourra donc différencier l'albuminurie accidentelle du brightisme vrai. Sans attacher une valeur absolue à ce diagnostic différenciel, le médecin pourra vérifier cette remarque. Les malades atteints de cystite grave éliminent une urine sentant l'ammoniaque.

Densité

La densité s'évalue soit par la balance, soit plus simplement avec un densimètre. Normalement, elle est à 15° de 1018 à 1022. Lorsque le volume est diminué, la densité est généralement augmentée. Avec un volume normal, la présence du sucre et de l'albumine donne une densité plus élevée.

Consistance

Normalement, sa consistance est fluide. L'urine mousse par agitation si elle contient de l'albumine ou du mucus.

Si l'urine contient *du pus*, elle s'épaissit en devenant ammoniacale.

Dépôt

A l'état normal, le dépôt est insignifiant. Dans certains cas pathologiques, le dépôt peut être plus ou moins abondant et de couleur variable. Nous avons vu que l'acide urique se précipite, coloré par l'uroérythrine, en un dépôt rouge-brique.

Les phosphates terreux donnent un dépôt blanc-crayeux, les hématies un dépôt rouge-sale, etc.

Toutes les fois qu'on mentionne un dépôt, le chimiste doit l'examiner au microscope. Souvent l'analyse microscopique sera d'une importance capitale au point de vue du diagnostic.

Dans l'urine de femme, le mucus vaginal donne un dépôt floconneux qui n'a pas une indication pathologique importante.

Variations de la Couleur, de l'Odeur, de la Densité

		AFFECTIONS CORRESPONDANTES	REMARQUES
Couleur	Jaune pâle	Maladies des poumons	Déminéralisation.
		Diabètes	Sucre, acide phosphorique, azoturie.
		Chlorose	Urée diminuée.
		Polyurie	
	Jaune acajou	Affections fébriles	Présence de l'urobiline.
		Goutte	Acide urique et urates urobiline.
		Rhumatisme	
		Maladies du foie.	Diminution de l'urée, urobiline.
	Jaune vert	Matières colorantes de la bile.	Réactif de Gmelin.
		Origine médicamenteuse	
	Rouge groseille.	Hémoglobinurie.	Pas d'hématies dans le sédiment.
	Rouge brun	Hématurie	Hématies nombreuses.
Odeur	Fétide	Catarrhe vésical.	
	Ammoniacale		
	Spéciale	Origine alimentaire ou médicamenteuse	
Densité	+	Albuminurie	Page 109.
		Diabète sucré	Page 126.
		Affections aigües.	Page 113.
		Goutte	Page 131.
Densité	—	Chlorose	
		Affections du système nerveux.	
		Polyurie	
Dépôt	Blanc crayeux	Phosphates terreux	Acidité diminuée.
	Blanc gris	Mucus	Réaction alcaline.
	Epais	Globules de pus.	Albumine.
	Rouge brique	Acide urique	Acidité (+)
		Urates	
	Rouge brun	Hématies	

Réaction

L'urine normale possède une *réaction acide* venant du *phosphate acide de soude.*

Voici comment cette réaction prend naissance. Dans l'urine, l'acide urique en présence du *phosphate de soude* s'empare d'une partie de la base pour donner de l'*urate de soude* et transformer le *sel neutre* en sel à *réaction acide* (phosphate acide de soude). A cette acidité, il faut ajouter celle due aux *acides organiques libres* et surtout à l'*acide sarcolactique.* La présence des acides *oxalique, hippurique,* augmente l'acidité normale. C'est le professeur Bouchard qui a appelé l'attention sur l'importance du dosage de l'acidité urinaire.

Dans les urines des malades produisant beaucoup d'acide urique, l'acidité est augmentée par le mécanisme que nous avons exposé plus haut.

Evaluation de l'acidité. — Le chimiste doit faire son dosage acidimétrique avec l'urine fraîchement émise, car la fermentation modifie la réaction. Les ferments apparaissent, décomposent l'urée et donnent une réaction alcaline due à l'ammoniaque libre. Dans la pratique, nous faisons mettre quelques centigrammes de naphtol dans le bocal où le malade recueille son urine. La réaction acide persiste très longtemps et reste semblable à celle de l'émission.

On titre cette acidité à l'aide d'une liqueur alcaline faible, en se servant comme indicateur de la phtaleïne du phénol.

Nous évaluons les chiffres en *acide chlorhydrique* : chez l'homme sain, l'acidité correspond par litre à 1 gr. 40 d'HCl pur, soit à 1.83 d'HCl par 24 heures.

Pathologie. — Chez les diabétiques, chez les goutteux et les rhumatisants, cette acidité est augmentée. Certains auteurs ont voulu voir dans l'acidité urinaire, la mesure de l'activité digestive. Cette déduction n'est pas vérifiée par l'expérience.

L'*hypoacidité* est constatée dans la tuberculose à la 2e période. Dans les maladies mentales, chez les aliénés, on constate aussi une diminution de cette acidité.

Urine alcaline. — L'urine alcaline, à l'émission, se rencontre dans des cas soit physiologiques, soit pathologiques.

Urine alcaline physiologique. — L'usage exagéré d'une eau alcaline (Vichy ou Vals), rend l'urine alcaline. Une alimentation végétale composée de fruits contenant des acides citrique et tartrique rend aussi l'urine alcaline, car ces acides végétaux se transforment dans l'organisme et s'éliminent à l'état de *bicarbonates alcalins*.

Urine alcaline pathologique. — L'urine qui passe dans un rein enflammé, ou qui séjourne dans la vessie, peut être alcaline. Dans ce cas, elle contient toujours des *matières albuminoïdes, du pus* et a une odeur très forte (Page : 124).

La recherche de l'alcalinité est d'une importance capitale, vu les déductions cliniques qui en résultent.

Le chimiste doit déterminer la nature de l'alcalinité.

Variations de l'acidité

	AFFFCTIONS CORRESPONDANTES	FAITS CONCOMITANTS	REMARQUES
Acidité augmentée	Diabète............	Augmentation quelquefois.	Page 109.
	Goutte............	Acide urique augmente dans les périod. d'accès	
	Rhumatisme.......		
	Gravelle urique....	Coeff. d'oxydation azotée diminué.	
Acidité diminuée	Tuberculose........	Eléments minéraux augmentés.	Voir dans la 2e partie de l'ouvrage.
	Maladies du système nerveux.....	Vérifier l'élimination du Phosphore.	
	Chlorose...........	Faible densité.	
Acidité = 0 ou alcaline sans ammoniaque	Usage des Eaux alcalines.		
	Alimentation végétle		
Urine ammoniacale	Cystite.	Faire l'examen microscopique.	Odeur très forte. Page 123.
	Néphrite.		

CHAPITRE V

Matières dissoutes dans l'Urine

Avant d'aborder l'étude des éléments dissous, cherchons, par des déductions rationnelles, à déterminer quelles substances nons allons rencontrer dans l'urine.

« Rien ne se crée, rien ne se perd », tel est le principe qui régit les lois chimiques et les actes physiologiques.

Si nous connaissons :

1° La nature du combustible fourni à la machine humaine ;

2° La quantité de travail produit ;

3° Les matériaux fixés, en qualité et en quantité ;

On aura par soustraction la quantité des déchets inutilisés. On peut donc écrire : *dans les exsudats en général et dans l'urine en particulier, nous retrouverons les mêmes corps simples que dans les ali-*

ments, déduction faite des corps fixés par les cellules ou rejetés par d'autres voies.

La chimie nous apprend que les aliments qui rentrent dans les quatre grandes classes, *albuminoïdes, graisses, hydrocarbones, sels et matières minérales*, donnent par l'analyse élémentaire, les corps simples suivants :

C. Az H. O.
Cl. S. Ph.
Fe. Na. K. Ca.

Ainsi, avec ce petit nombre de corps, l'organisme vit, produit un travail, utilise ces corps selon un mode spécial à chaque individu et rejette le surplus. Quand la sélection est faite, on retrouve dans l'urine ces corps simples et on *n'en trouve pas d'autres.*

Mais leur groupement moléculaire est différent de ce qu'il était au moment de leur entrée en jeu.

L'analyse de l'urine nous donne comme éléments constitutifs normaux et anormaux :

1° De l'eau ;

2° Des éléments organiques azotés (urée, acide urique) ;

3° Des éléments minéraux (des sels, des acides, des bases, etc.) ;

4° Des matières hydrocarbonées (dans certaines maladies) ;

5° Des graisses (dans la chylurie).

Par la recherche et le dosage de ces corps, on aura des données certaines sur l'élimination cellulaire. On pourra voir dans quel sens la maladie a modifié ces éléments. Où trouver un témoignage plus précieux pour le praticien ?

Évaluation des Matières organiques (*contenant du carbone*). — **Des Matières minérales.** — **De l'Eau.**

En évaporant à 100° un volume connu d'urine, on obtient le poids de l'*eau* et *des matières dissoutes*.

La calcination de l'extrait sec obtenu dans cette opération, détruit les substances organiques et laisse un résidu qui, pesé, donne les *matières* fixes.

Les chiffres normaux sont :

Matières organiques :

Par litre.	Par 24 heures.
25 à 30 gr.	35 à 40 gr.

Matières fixes :

Par litre.	Par 24 heures.
8 à 10 gr.	12 à 15 gr.

On remarque que les différents peuples n'éliminent pas tous la même quantité de matériaux.

Les moyennes sont :

Français (Beçquerel)....	25 gr. à 39 gr.
Anglais (Harley).........	53 gr.
Allemand (Lehmann)...	67 gr. et 82 gr.

CHAPITRE VI

Éléments azotés normaux

URÉE. — ACIDE URIQUE. — AZOTE TOTAL

De l'Urée

Formule chimique : $C^2H^4Az^2O^2$

Composition....			
	C	—	12
	H	—	4
	Az	—	28
	O	—	16
			60

Ce corps a été étudié par Fourcroy et Vauquelin.

L'urée se rencontre dans l'urine des mammifères, des oiseaux et des reptiles.

C'est le terme ultime de la *décomposition des matériaux azotés*. Si on injecte dans le sang des substances azotées telles que *l'acide urique, l'allan-*

toïne, la créatine, elles se transforment en *urée* qu'on retrouve dans l'urine.

Presque tous les liquides de l'organisme en contiennent.

Par hydratation l'urée donne du carbonate d'ammoniaque. C'est ce phénomène qui se passe dans la fermentation ammoniacale de l'urine,

L'urée représente 84 0/0 de l'azote éliminé par l'organisme.

Si nous représentons par 32 — cet azote total, nous aurons :

Azote de l'urine...	26
Azote des fèces....	6

Donc l'urine nous donnera la *mesure principale de l'élimination azotée.*

D'après le professeur Gautier (1), les matières azotées, en se détruisant, donneraient d'abord les corps *créatiniques* et *uriques*, puis de *l'urée*. Si on fait agir des bactéries sur les substances protéïques, elles transforment l'azote en *carbonate d'ammoniaque*, qui est de l'urée, plus les éléments de l'eau. Le foie, d'après le Dr Brouardel, serait le plus grand générateur d'urée. Cette substance prendrait naissance dans la glande hépatique en même temps que le glycogène.

Plusieurs procédés sont en usage dans les laboratoires.

Les plus commodes consistent à décomposer, dans des appareils spéciaux, l'urée au moyen de l'hypobromite de soude,

(1) Lire son magistral ouvrage sur les *Toxines*.

Sous l'influence de ce réactif, l'urée se décompose en *acide carbonique* et en *azote*. On retient l'acide carbonique par un excès d'alcali et on mesure l'azote en faisant les corrections de température et de pression.

Avec des tables spéciales, du volume d'azote obtenu on déduit le poids *d'urée* contenu dans un litre d'urine.

Remarque. — Dans nos analyses, nous n'opérons jamais le dosage de l'urée sur l'urine directement. On obtient ainsi un chiffre trop élevé qui provient de l'action de l'hypobromite sur les autres matériaux azotés. Nous précipitons ces corps par l'acétate de plomb liquide, et nous dosons l'urée dans l'urine ainsi déféquée.

Cette remarque est de la plus grande importance si on veut comparer l'*azote total* à l'*azote de l'urée* et mesurer ainsi le coefficient *d'oxydation azotée*. Nous reviendrons plus loin sur ces remarques.

Physiologie

Variations. — La quantité d'urée contenue dans l'urine varie suivant le *régime*, le genre de vie, l'âge et le sexe des individus,

Régime. — Plus le régime sera azoté, plus l'urée éliminée sera abondante.

Cette quantité variera selon la plus ou moins grande activité musculaire du sujet.

CHIFFRES NORMAUX. — Chez un homme adulte qui suit un régime mixte et prend un exercice modéré, la quantité d'urée éliminée dans les 24 heures varie de 24 à 30 grammes.

Chez la femme, la quantité pour 24 heures est de 16 à 25 grammes par litre.

Chez l'enfant, la quantité d'urée est plus grande que chez l'adulte, relativement au poids du corps.

ACTION DES MÉDICAMENTS. — Certains médicaments augmentent la proportion d'urée : les ferrugineux, les chlorures alcalins, le colchique, la scille sont dans ce cas. Les médicaments et les *aliments dits d'épargne* diminuent le taux de l'urée, tels sont le café, le thé, les bromures et iodures, les carbonates alcalins, etc.

Chimie clinique. — L'*Urée augmente* : Dans les *maladies aiguës* on observe d'abord une *augmentation de l'urée* (fièvre typhoïde, pneumonie, rhumatisme, etc.), Lorsque la fièvre persiste, l'urée reste stationnaire un certain temps, puis diminue pour redevenir normale pendant la convalescence.

Chez les *diabétiques azoturiques*, même avec une ration d'entretien suffisante, l'urée est *au-dessus* de la normale. Leur urine, de densité élevée contient une assez grande quantité d'urée pour donner, après addition d'acide nitrique, un dépôt abondant *d'azotate d'urée.*

L'urée diminue : Chez les *chroniques*, l'urée *est*

au-dessous de la normale. Chez les *phtisiques*, l'urée diminue lorsque l'affection s'aggrave.

Dans l'*anémie*, tous les échanges sont ralentis et l'*urée* diminuée. Chez les *hystériques*, ce corps peut descendre à 5 ou 6 grammes par jour.

Les *obèses* et les *hydropiques* éliminent peu d'urée.

Dans l'*ictère grave*, l'urée peut disparaître complètement. Dans certaines intoxications par le phosphore, le plomb, le mercure, dans le mal

Variations de l'Urée

			AFFECTIONS OBSERVÉES	REMARQUES	PAGES (2e PARTIE)
URÉE	+		Régime trop azoté.		P. 108.
			Maladies aiguës au début.		
		Diabètes.	Azoturique	Volume (+). Coeff. oxydat. (-)	P. 109.
			Phosphaturique.	P^2O^5 augmenté.	
			Glycosurique.		
			Cancers.........	Chlorure (-). Indican abondant	P. 131.
	−		Anémie.........	Densité (-).	
			Urémie...... ...		
			Certaines affections du foie...	Acides et pigments biliaires.	
			Intoxications par Ph. Hg. Pb....	Rechercher ces corps dans l'urine.	

de Bright, l'urée diminue beaucoup *dans l'urine*. Le rein trop altéré ne fonctionne plus que très imparfaitement et l'urée s'accumule dans le sang qui s'en débarrasse comme il peut. par le tube digestif ou par la peau. Dans ce dernier cas, la sueur en contient de grandes quantités.

Toxicité de l'urine. — L'*urémie* ou *toxémie rénale* n'est pas due, comme ont l'a cru longtemps, à la présence dans le sang d'une plus ou moins grande quantité d'urée. Bouchard et Charrin ont fait voir que les accidents de l'urémie sont dûs à l'élimination insuffisante de tous les poisons formés ou introduits dans l'organisme et qui doivent normalement en sortir par l'urine (toxines, sels minéraux, etc.). Ils ont déterminé le degré de toxicité de l'urine en fixant la valeur de l'*urotoxie* ou quantité d'urine nécessaire pour tuer un kilogramme de matière vivante. Normalement, 45 centimètres cubes de l'urine normale d'un homme adulte représentent une *urotoxie*.

Coefficient urotoxique. — On a appelé *coefficient urotoxique* de l'homme, le nombre d'*urotoxies fabriquées* par son unité de poids et éliminées *dans l'unité de temps*.

La cause de cette toxicité a été étudiée en essayant le pouvoir toxique des matériaux contenus dans l'urine.

L'urée n'est nullement toxique. Pour tuer un homme, il faudrait employer autant de cette substance qu'il en fabrique en deux semaines. Son rôle, dit Charrin, est absolument nul dans les accidents urémiques.

L'acide urique n'est pas plus toxique que l'urée.

Les *matières colorantes* isolées participent pour une faible part à la toxicité urinaire.

Elles font partie des *matières extractives* de l'urine. Ces matériaux cristallisables, mal définis, sont toxiques au premier chef.

Néanmoins, il faut retirer de ces matières extractives, le *créatinine,* la *xanthine,* la *leucine* et la *tyrosine,* qui sont en très faible quantité dans l'urine, quantité trop minime pour produire les accidents mortels de l'urémie. Elles encombrent les cellules et les empêchent de vivre normalement.

Les *sels de potasse* de l'urine sont toxiques.

Mme Eliacheff a étudié le pouvoir toxique de l'urine. En faisant la dialyse de l'urine, elle a reconnu que la partie colloïdique est plus toxique que la partie dialysable.

L'exercice, la marche, le travail physique diminuent beaucoup la toxicité urinaire.

Le surmenage produit des effets opposés.

L'alimentation a une importance capitale; les viandes faisandées ou avariées sont de véritables poisons, et leurs éléments toxiques passent dans l'urine.

Un fait important à constater est que les *urines des néphrites* sont peu ou pas toxiques. L'urine des épileptiques ou hystériques, est moins toxique que l'urine normale au moment des crises.

En résumé, on peut dire avec le professeur

Guyon, que l'urine doit être *toxique* pour être *normale*.

L'urine normale est *aseptique*; injectée avec soin, elle ne donne aucune réaction locale. Au contraire, l'urine peut, pathologiquement, contenir des microbes de toute espèce (streptocoque, gonocoque, staphylocoque, etc.). Ces microbes fabriquent des ptomaïnes qui altèrent la fonction rénale et font apparaître de l'albumine dans l'urine.

CHAPITRE VII

De l'Acide Urique

L'acide urique a pour formule chimique :

$$C^{10}H^{4}Az^{4}O^{6}$$

Etat naturel. — On le rencontre dans l'urine de tous les animaux, en plus ou moins grande quantité.

Formation. — La formation de l'acide urique reste encore bien obscure. Deux théories sont en présence :

1° L'acide urique serait une des phases de transformation des matériaux azotés, ayant l'urée comme produit ultime;

2° L'acide urique aurait une genèse spéciale et indépendante de la formation de l'urée.

Voici les raisons que les urologistes donnent pour expliquer leurs interprétations :

1° Par hydratation, on peut directement former *l'urée* avec l'*acide urique* et production simultanée d'*alloxane*. Cette dernière substance donne à son tour de l'*urée* et de l'*acide oxalique* qui, en s'oxydant, donne de l'acide carbonique s'éliminant par le poumon.

Acide urique plus H^2 O {
- Urée.
- Alloxane. {
  - Urée.
  - Acide oxalique. + O { CO^2

Il est tout naturel de penser que les hydratations et oxydations cellulaires peuvent effectuer ces réactions. La confirmation de cette théorie réside dans ce fait :

Tout ce qui entrave les oxydations, augmente la proportion de l'acide urique et diminue l'urée (1).

3° Certains auteurs voient dans l'acide urique le résultat de la destruction d'albuminoïdes spéciaux, des noyaux cellulaires et des globules blancs. Ainsi, dans la leucocytémie, l'urine en renferme jusqu'à 3 grammes par jour. Le foie est alors riche en globules blancs contenant de la *nucléine*. Cet organe serait donc le principal lieu

(1) Horbazenski a obtenu l'acide urique en faisant agir l'acide trichloracétique sur l'urée. On peut donc, par des réactions très simples, passer de l'acide urique à l'urée et réciproquement.

Minkowski, en enlevant le foie à des oies, a constaté la disparition presque complète de l'acide urique dans les excréments, tandis que l'ammoniaque et l'acide sarcolactique apparaissaient en grande quantité.

de formation de l'acide urique à l'état normal.

Toutes les causes qui ralentissent les oxydations cellulaires, en augmentant l'acidité des humeurs, facilitent les dépôts *d'acide urique* dans les tissus. Nous reviendrons sur cette remarque dans l'étude des dyscrasies.

Etats dans lesquels on rencontre l'acide urique dans l'urine.

L'acide urique existe dans l'urine à l'état d'*urates alcalins*.

Par le refroidissement, il se dépose après l'émission, surtout sous forme *d'urate de soude*.

L'acide urique est peu soluble dans l'eau, il est soluble dans les solutions alcalines.

Le phosphate de soude le dissout : l'acide urique s'empare d'un équivalent de soude et donne de *l'urate de soude* et du phosphate *acide* de soude. C'est ce dernier sel qui donne à l'urine son *acidité* propre à l'émission.

La lithine donne, avec *l'acide urique*, de l'urate de *lithine*. C'est une combinaison assez soluble, Cette propriété est utilisée en thérapeutique. Chez les arthritiques, l'urine dépose de l'acide urique sous forme de précipité *rouge brique* coloré par l'*uroérythrine*.

Sous le microscope, l'acide urique affecte des formes variées : (poignard, dent canine, etc).

Certains médicaments (la quinine, l'atropine,

etc.), diminuent le nombre des leucocytes et abaissent l'excrétion de l'acide urique.

Remarque importante. — L'acide urique, en solution concentrée, réduit la liqueur de Fehling

Variations de l'acide urique.

L'Acide Urique augmente :	Sous l'influence d'une alimentation trop copieuse de nature animale.	
	Dans les maladies fébriles.	Vient de l'usure des éléments azotés des tissus.
	Dans la leucémie. ...	Avec tumeur splénique jusque 4 gr. par jour.
	Dans la diathèse urique.	Est précipité dans l'urine avant la miction.
	Maladies du Cœur et des poumons accompagnées de gêne respiratoire.	
	Dans certaines maladies du foie.	Voir le texte.
L'Acide Urique diminue :	Maladies chroniques avec ralentissement de l'activité hépatique.	Mal de Bright.
	Dans l'arthrite.	A la période d'acuité.

en donnant de l'urate de cuivre de couleur *verte*. C'est là une cause d'erreur dans la recherche du sucre diabétique.

Dosage. — Le dosage le plus précis est le dosage par pesée. On précipite l'acide urique par l'acide chlorhydrique. Le précipité lavé et séché donne le poids d'acide urique contenu dans l'urine.

Non toxicité. — L'acide urique *n'est nullement toxique*, il agit donc comme substance encombrant les tissus et empêchant la vie normale de ceux-ci.

Le rapport entre l'urée et l'acide urique est normalement égal à 1/40.

Chimie clinique. — Les déductions cliniques qu'on peut tirer de la quantité d'acide urique évaluée par l'analyse, sont très délicates.

Beaucoup de praticiens, lorsqu'ils observent dans l'urine un dépôt rouge brique, concluent à une teneur exagérée en acide urique.

Cette déduction est inexacte : une urine peu abondante, ayant une acidité exagérée, peut déposer des cristaux d'acide urique sans que le *chiffre absolu* d'acide soit augmenté.

Si on trouve d'une *façon permanente* un rapport plus grand que 1/40 entre l'urée et l'acide urique, on est en droit de conclure à une diathèse retardante avec prédisposition à la goutte.

Le coefficient d'utilisation de l'azote suit-il la même marche que les variations de l'acide urique ? Dans l'état actuel de nos connaissances, la réponse n'est pas possible. Si on remarque que *l'azote urique* est représentée par 1.26 pour 100 d'az. total et l'azote extractif par 10,14, on comprendra que le rapport d'utilisation d'azote soit peu influencé par les variations de l'acide urique, tandis que l'urée et l'extractif peuvent faire varier le rapport dans de notables proportions.

Une étude serait à faire dans ce sens et pourrait jeter un jour nouveau sur l'étiologie de l'arthritisme.

Si on consulte les auteurs qui se sont occupés de l'urologie de la goutte, on est frappé de la confusion qui existe dans leurs résultats.

Bouchard a trouvé des chiffres tantôt au-dessus, tantôt au-dessous de la normale? dans la période intercalaire (0 gr. 40 à 1. gr. 50 par 24 heures.

M. Lecorché conclut que la véritable caractéristique de la maladie goutteuse *est l'excès de l'acide urique dans les urines.* Il aurait constaté que cet excès existait à *toutes les époques* de la maladie, surtout au moment des localisations articulaires ou viscérales. Cette exagération se ferait, d'après lui, au fort de l'attaque et non pas à sa terminaison, comme le croyait Garrod (1).

Pfeiffer arrive à des conclusions opposées.

Mordhorst établit ses assertions sur 72 analyses faites par Fresenius (ce qui est une garantie solide).

(1) *Traité du Rhumatisme et de l'arthrite rhumathoïde*, par le Dr A.-E. Garrod.

Dans tous les cas de diathèse goutteuse, il a trouvé *un chiffre exagéré* d'acide urique.

La question n'est pas tranchée d'une façon satisfaisante.

Mes observations personnelles concordent avec celles de Mordhorst. Il serait intéressant de compléter les quelques remarques que j'ai faites au sujet des variations simultanées

1° De l'acide urique :

2° De l'acidité urinaire :

Les arthritiques ont une hypoalcalinité du plasma sanguin qui facilite les dépôts d'acide urique dans les tissus. Leur hyperacidité urinaire favorise ces dépôts dans les reins et la vessie en préparant des crises de goutte, de coliques néphrétiques ou de gravelle urique. Ces faits expérimentaux admis, n'est-il pas juste de conclure à une diminution simultanée d'acide urique dans l'urine, puis que la plus grande quantité est retenue avant l'émission par les tissus, les reins et la vessie ? Autrement dit, dans la période qui précède les accès aigus, l'organisme emmagasine de l'acide urique, d'où diminution momentanée de cette substance dans l'urine. Lorsque l'accès arrive, les cellules se déchargent du produit résiduel et l'acide urique apparaît en quantité exagérée.

Il y aurait lieu, dans ce cas, d'observer avec soin les variations de l'acidité urinaire. Elle est presque toujours exagérée chez les arthritiques. Le phosphate tri-sodique cédant toute sa base disponible à l'acide urique rencontré pour former des urates de soude, doit communiquer à l'urine une *hyperacidité encore exagérée.*

Au moment de l'expulsion des dépôts uratiques, les urates formés antérieurement laissent aux phosphates tribasiques une partie de leurs bases ; l'acidité urinaire doit revenir à son point initial.

Ces considérations théoriques mettraient d'accord les physiologistes cités plus haut. La quantité d'acide urique expulsée, essentiellement variable selon les époques d'observation, serait *fonction de l'acidité* urinaire. Nous nous proposons de vérifier ces hypothèses. Les quelques observations que nous avons faites à ce sujet, seraient en faveur de ces idées.

En résumé, le médecin devra tout à la fois consulter : 1° le chiffre absolu d'acide urique ;

2° le rapport $\frac{\text{urée}}{\text{acide urique}}$

3° l'acidité,

avant d'établir un pronostic sur la venue probable d'une crise de goutte ou de gravelle urique.

CHAPITRE VIII

Autres Matériaux azotés de l'Urine

Le surplus de l'azote urinaire s'élimine sous des formes complexes, moins facilement dialysables que l'urée et l'acide urique.

Ce sont les résidus de la vie anaérobie, d'autant plus dangereux qu'ils tendent à s'accumuler dans les tissus.

Ces produits existent en très faible quantité. Ils appartiennent aux groupes des *leucomaines* ou bases animales. Les deux principales leucomaïnes sont : les leucomaïnes *créatiniques* et *xanthiques*.

Créatinine

C'est au sein du tissu rénal que la créatinine prend naissance. Son pouvoir toxique est très faible, puisqu'il faudrait la quantité éliminée en 13 jours (Feltz et Ritter) pour produire l'intoxication.

La quantité éliminée en 24 heures est de 1 gramme environ. Chez les enfants, la production est nulle et chez le vieillard, elle diminue beaucoup. On signale aussi deux autres produits semblables du même groupe, la xantho et la crusocréatinine.

L'exercice exagéré, les fièvres infectieuses augmentent les quantités de créatinines éliminées.

La Tyrosine et la Leucine.

Ces substances se présentent à l'état normal dans le pancréas, dans le foie, la rate, les glandes lymphatiques, ainsi que dans toutes les circonstances où les matières albuminoïdes subissent l'action des ferments figurés.

En règle générale, ces deux substances se produisent simultanément.

On ne les trouve pas dans l'urine normale; mais leur présence a été constatée dans différentes maladies graves, surtout dans l'*atrophie jaune aiguë du foie*, dans le *typhus* et la *variole*, quelquefois dans l'*anémie pernicieuse*.

L'examen microscopique est le procédé le plus facile pour la *constatation* de la *leucine* et de la *tyrosine*.

Les *bases xanthiques* se rencontrent en très faible quantité dans l'urine, le reste de l'*extractif* est fourni par certains acides sulfoconjugués de la série aromatique : les acides *indoxylosulfurique* et *scatoxylosulfurique.*

L'ensemble des substances azotées dont nous venons de parler, sauf l'urée et l'acide urique, constitue ce qu'on appelle les *matières extractives* de l'urine. Il est d'une importance capitale de connaître le rapport entre les différents états sous lesquels l'azote s'élimine. C'est en comparant ces quantités entre elles, que le clinicien peut se faire une idée exacte sur la marche des combustions intracellulaires.

CHAPITRE IX

Azote total

Coefficient d'oxydation de l'azote. — Rapports azoturiques divers.— Autres rapports urologiques.

Le mécanicien qui étudie le fonctionnement de sa machine, sait quel travail utile elle peut donner. Il sait aussi la quantité de combustible qu'il doit fournir pour produire ce travail.

Par de patientes recherches, on est parvenu à fixer les lois de la statique physiologique.

On connaît la quantité et la qualité de combustible nécessaires à l'entretien de la machine humaine. Le professeur Armand Gautier (1), dans sa « *Chimie biologique* », a étudié l'utilisation de la molécule albuminoïde.

(1) Voir aussi A. Gautier « *Toxines* » (Société d'Éditions Scientifiques).

Il a proposé, pour expliquer les transformations des albuminoïdes, deux formules hypothétiques. La première transformation a lieu dans le foie.

1° L'albuminoïde donne par *hydratation*:

a) Du glycogène.
b) De la cholestérine.
c) Du glycocolle.
d) De la taurine.
e) De l'urée.

2° Une autre partie donne:

a) De l'urée.
b) Des corps gras.
c) Du glycogène.
d) Du soufre oxydé.
e) De l'acide carbonique.

et ces dernières réactions s'opèrent dans les tissus en général.

L'acide carbonique s'élimine par les poumons et la peau. L'urée, qui est un des principaux produits d'excrétion, est rejetée par les reins. Sur 32 grammes environ de sels minéraux, 26 grammes passent par l'urine.

Si nous considérons maintenant la composition élémentaire de l'albumine, nous trouvons pour 100 gr. d'albumine:

C. . .52.9
H. . . .7.2
Az. .15.6
O. . .22.1
S. . . .1.8

Ces corps, dans l'organisme, en s'hydratant et en s'oxydant, donnent les corps suivants :

CO^2....165.4
H^2O.....41.4
Urée....39.0
SO^4H....4.5

Ainsi il existe une proportion bien déterminée entre *l'azote* et le *soufre*, devenus de *l'urée* et de *l'acide sulfurique*.

Cette proportionnalité est retrouvée dans l'urine et on comprendra toute l'importance qu'on devra attacher aux *coefficients* qui rapprocheront ces quantités.

Il découle de ces lignes un corollaire important.

Chaque individu fournissant un travail a besoin, pour réparer ses pertes, d'une quantité d'aliments variable avec chaque sujet. Si nous supposons l'équilibre physiologique obtenu, quelle que soit la quantité d'aliments fournis, comme elle doit être proportionnelle au travail produit, il existera toujours *les mêmes rapports entre les différentes substances excrétées*.

Ces *rapports urologiques donneront donc seuls une idée très nette de la qualité des échanges nutritifs*.

La maladie modifiera ces rapports et leur évaluation, dans ce cas, sera d'une importance capitale pour la clinique.

Si l'organisme était parfait, à l'état d'équilibre physiologique, en trouverait que la quantité d'azote éliminée correspond à celle ingérée sous forme d'aliments. Dans la pratique, cette vérification n'est pas faite ; l'écart subsistant entre *l'azote total éliminé* et l'azote rejeté sous forme *d'urée* mesure le déchet normal.

Ces considérations s'appliquent à tout les produits urinaires. En les comparant entre eux, on obtient *les coefficients* que nous allons étudier.

Rapports urinaires. — Les rapports principaux sont :

1° Les rapports *azoturiques ;*
2° Le rapport *de l'urée* aux *éléments solides ;*
3° Le rapport de *l'acide phosphorique* à *l'urée.*
4° Le coefficient d'oxydation du soufre.
5° Le rapport de déminéralisation.

Rapports azoturiques. — Azote total.

Dans les chapitres précédents, nous avons étudié les différentes substances azotées de l'urine. Nous avons vu que l'urée est le terme ultime de l'élimination de l'azote.

Avant d'arriver à cet état, la molécule protéique subit différentes transformations.

L'acide urique et les corps que nous avons énumérés (créatine, xantine, etc.) sont les principaux états intermédiaires, les *corps oxydés imparfaitement.*

Il y a intérêt à connaître quels rapports unissent ces différents corps.

Les principaux rapports azoturiques sont :

a) Le rapport entre l'*azote total* et l'*azote urée*.
b) — l'*azote urée* et l'*azote urique*.

Chiffres normaux. — L'homme sain élimine environ 15 à 16 grammes d'azote par 24 heures :

14 grammes à l'état d'urée ;

0 gr. 20 à l'état d'acide urique

et le reste sous forme d'*azote extractif*.

Nous appellerons ainsi tous les produits azotés autres que l'urée et l'acide urique.

L'azote total sera la somme des valeurs : azote urée, azote urique, azote extractif.

Désignons ces corps par des lettres : At, Au, Aur, Ae.

On aura At = Au + Aur + Ae.

Si nous écrivons At = 100

On a Au = 86.6

Aur = 1.26

Ae = 10.14.

Dosage de l'azote total. — On se sert, pour évaluer cet azote, de la méthode de Kjeldhal, modifiée par Denigès. Cette méthode est fondée sur les deux principes suivants :

1° L'acide sulfurique concentré, en agissant sur les composés azotés, les transforme en sulfate d'ammoniaque ;

2° Si on fait agir l'hypobromite de soude sur le sulfate d'ammoniaque, ce sel restitue l'azote à l'état gazeux.

Avec un peu d'habitude on peut, en deux heures, effectuer ce dosage.

Les résultats obtenus sont assez précis pour les besoins de la clinique.

Connaissant la valeur de l'azote total évaluée en urée et celle de l'urée, nous pouvons, en divisant ces deux nombres, obtenir le *coefficient d'oxydation*.

Ce rapport est normalement égal à 0,80-0,89.

Causes qui influent sur la valeur du rapport. — Ce rapport est le *coefficient d'oxydation* d'Alb. Robin, le *rapport azoturique* de Bayrac.

Il est plus exact de l'appeler *coefficient d'utilisation azotée*. La thèse du Dr Bayrac donne comme conclusions principales les propositions suivantes :

1° Ce *rapport azoturique* varie chez les individus sains de 0,80 à 0,90 ; 0,87 est le chiffre moyen ;

2° Le soldat, dont l'alimentation correspond à la ration d'entretien, a un coefficient supérieur à 0,90. Il brûle ses aliments presque complètement ;

3° L'eau augmente le rapport ;

4° Il n'est influencé que par *la qualité* des aliments, la quantité ne le fait pas varier ;

5° Le travail musculaire modéré l'augmente. La fatigue, au contraire, abaisse ce coefficient.

Causes pathologiques. — La fièvre typhoïde abaisse le rapport azoturique. Dans la *pneumonie et le rhumatisme aigu,* il ne varie pas d'une manière sensible.

Dans le diabète sucré, il est généralement supérieur à la normale (Bretet).

Alb. Robin a fait la remarque suivante chez les diabétiques :

La désassimilation totale est augmentée, les déchets azotés s'accroissent ; le diabétique consomme plus de matériaux azotés que l'homme bien portant, et il utilise les matériaux de désassimilation azotée mieux qu'un organisme normal.

Son coefficient azoturique est égal à 90 0/0.

Résumé. — L'*azote total* mesure l'activité de désassimilation des albuminoïdes, et l'*azote urée* mesure leurs oxydations.

Le rapport entre ces nombres

$$\frac{Au}{At}$$

se rapprochera de 1 (c'est-à-dire Au tendra à devenir égal à At), à mesure que les oxydations seront plus parfaites.

Ce coefficient d'utilisation azotée donne donc une idée très nette de l'*assimilation.*

Action de quelques médicaments. — D'après Alb. Robin, l'antipyrine est formellement contre indiquée dans la fièvre typhoïde. « Sous l'influence de 2 grammes d'antipyrine, dit-il, l'azote total de l'urine décroît de 17 0/0, et le coefficient d'oxydation azotée tombe de 79,9 0/0 à 75,7 0/0.

L'*acide phénique*, la *résorcine*, etc., auraient des actions analogues.

Par contre, l'analyse nous fait voir que l'antipyrine rendra d'utiles services dans le diabète où la désassimilation générale est augmentée. Elle sera employée chez les diabétiques gros et proscrite chez ces malades à la période d'amaigrissement.

Rapport de l'urée à l'acide urique. — La propriété caractéristique de l'acide urique est son *insolubilité*. De là, la facilité avec laquelle il se dépose dans l'organisme.

L'hyperacidité de l'urine, la densité élevée de ce liquide, favorisent la *précipitation* de l'acide urique. La *quantité absolue* de l'acide urique contenue dans l'urine ne *correspond pas à sa surproduction par l'organisme.*

Rapport de l'urée aux éléments solides. — Alb. Robin, par une série assez longue d'analyses, a établi que l'urée comparée aux éléments solides serait environ comme 1 est à 2. Mais si on sait combien il est difficile de connaître rigoureusement la proportion des matières solides, on ne devra pas attacher une importance clinique spéciale à l'évaluation de ce coefficient.

Rapport de l'acide phosphorique à l'urée. — Yvon

a étudié ce rapport qui offre une constance remarquable. Ce savant n'hésite pas à conclure à la phosphaturie, toutes les fois qu'il devient plus élevé, quelle que soit d'ailleurs la quantité d'acide phosphorique éliminée.

Bretet, de Vichy, et Yvon fixent ce rapport à 1/8. Alb. Robin a comparé l'acide phosphorique à l'azote total ; il donne comme rapport 1/5.

Si on se rappelle que la molécule albuminoïde contient du phosphore, on voit qu'il est intéressant de savoir comment l'élimination de ce métalloïde suit celle de l'azote.

Coefficient d'oxydation du soufre. — Nous parlerons de ce coefficient en étudiant les sulfates.

Coefficient de déminéralisation de Alb. Robin. — Dans certaines maladies, la tuberculose par exemple où le terrain joue un si grand rôle, il est intéressant d'évaluer le rapport qui existe entre les matériaux inorganiques de l'urine et les matériaux solides pris en bloc.

Normalement, 30 0/0 du résidu solide sont constitués par des *matières minérales*. Dans le diabète, ce coefficient peut s'élever à 40 0/0.

Le tableau suivant résume les rapports que nous venons d'étudier :

1. — Rapports azoturiques.

$$\left\{ \begin{array}{l} \dfrac{\text{Azote de l'urée.}}{\text{Azote total.}} = 0.88 \\[2ex] \dfrac{\text{Urée}}{\text{Acide urique}} = \dfrac{1}{40} \end{array} \right.$$

2. $\frac{\text{Urée}}{\text{Éléments solides}} = \frac{1}{2}$ (Bouchard).

3. $\frac{\text{Acide phosphorique}}{\text{Urée}} = \frac{1}{10}$

4. $\frac{\text{Chlorures}}{\text{Urée}} = \frac{1}{3}$

5. Coefficient de déminéralisation. $\frac{1}{3}$

CHAPITRE X

Matières minérales

Nous retrouvons dans l'urine les minéraux de nos aliments et de nos tissus sous forme de sels.

Les principaux sont :

Les chlorures ;

Les phosphates ;

Les sulfates :

Les carbonates et les bicarbonates.

Nous allons étudier ces corps au point de vue clinique. On trouvera dans les traités d'urologie, les méthodes suivies pour doser exactement ces composés.

Chlorures

Chlore minéral. — Parmi les éléments inorganiques qui se trouvent dans l'urine, le *chlorure de sodium* occupe le premier rang. C'est la combinaison qui renferme presque exclusivement tout le chlore de l'organisme : les chlorures de potassium et de calcium n'existent dans l'urine qu'en très faible quantité (Voir page suivante).

Chlo re organique. — A côté du chlore minéral, on a cherché si, dans l'urine, on ne retrouvait pas des combinaisons *organiques chlorées* analogues à celles qu'on rencontre dans le suc gastrique.

MM. Berlioz et Lépinois ont publié dans les Archives de médecine expérimentale leurs expériences sur ce sujet. Ils ont trouvé que le chlore organique serait en proportions variables dans l'urine (de 10 à 40 0/0 du chlore total). Si nous appelons *coefficient de chloruration* le rapport

$$\frac{\text{Chlorures fixes}}{\text{Chlore total}}$$

on trouve que ce coefficient serait parallèle à celui des combinaisons chlorées du suc gastrique.

Leurs expériences ne sont pas exemptes de critiques, mais ont le mérite d'éveiller l'attention sur un problème intéressant de chimie physiologique.

DOSAGE. — *Principe.* — La méthode la plus rapide consiste à doser les chlorures en traitant la solution saline par une liqueur titrée d'azotate d'argent. On se sert comme indicateur du chromate jaune de potasse. Tous les chlorures sont précipités à l'état de chlorure d'argent *insoluble.* Un excès de liqueur d'argent donne un précipité rouge de chromate d'argent.

Il est important de ne pas opérer ce dosage sur l'urine; les matières organiques gênent la réaction. Les nombres obtenus sont trop élevés. Nous détruisons la matière organique par le permanganate de potasse en liqueur acide. On sature par du carbonate de chaux et le titrage s'opère très facilement sur la liqueur limpide.

Physiologie. — Dans l'interprétation des données de l'analyse, on doit tenir compte de l'alimentation du sujet. On adopte généralement comme moyenne 7 à 8 grammes par litre d'urine, soit 10 à 12 grammes de chlorures par 24 heures.

Dans les *affections fébriles, les chlorure diminuent.* En particulier dans la *pneumonie*, les chlorures peuvent disparaître presque complètement. Rabuteau considère cette disparition comme un symptôme alarmant,

L'*hypochlorurie*, se produisant d'une façon graduelle et progressive, accompagne la période d'incubation d'un travail *inflammatoire purulent.* L'hypochlorurie ne fait jamais défaut dans ce cas et elle se rencontre alors que rien ne permet de reconnaître cette première phase de l'inflammation.

Quand le chiffre s'abaisse au-dessous de 1 gramme par 24 heures, il y a péril : la suppuration est imminente avec toutes ses conséquences ; à cette période, il n'y a ni élévation de température, ni accélération du pouls, ni douleur, même à la pression. L'hypochlorurie serait donc, dans ce cas, un signe diagnostique de grande valeur.

Dans les *maladies chroniques*, où la proportion du chlore comme celle de l'*urée* mesure l'état de la nutrition générale, et dans les *maladies rénales*, avec albuminurie, les chlorures sont en diminution.

Le Dr Ventuéjol et moi avons constaté, après des vomissements abondants, une disposition presque complète des chlorures de l'urine.

La diminution permanente des chlorures, les cas précédents exceptés, devra mettre le praticien en éveil et lui faire soupçonner un néoplasme affectant un organe essentiel.

Sulfates

L'acide sulfurique est combiné dans l'organisme aux bases alcalines (soude et potasse) et en petite quantité aux bases terreuses (chaux et magnésie).

Le soufre se rencontre aussi sous forme d'acides *sulfo-phénique* et d'*acide sulfo-indoxylique*.

Ces derniers sont, vis-à-vis des autres sulfates, dans le rapport de 1 à 10.

Nous appellerons *soufre minéral* le total des premières combinaisons, et *soufre organique*, les combinaisons avec les acides contenant du carbone. Les dosages différentiels de ces composés sont délicats.

Albert Robin a étudié les différentes variations parallèles entre les deux combinaisons du S.

La seule conclusion pratique qu'on peut tirer de ses recherches est que la quantité d'acides sulfoconjugués est augmentée dans tous les cas où la dévolution intestinale et défectueuse.

Dans l'obstruction intestinale, et à la suite de l'emploi chirurgical de l'acide phénique, la plus grande partie de l'acide sulfurique peut se trouver dans l'urine, sous forme d'acide sulfoconjugué.

Nous avons vu plus haut que le rapport entre les deux soufres urinaires *s'appelait coefficient de Baumann*, il est normalement égal à 1/10.

Chiffres normaux. — Comme soufre total exprimé en acide sulfurique, Vogel fixe de 2,50 à 3 grammes la quantité éliminée en 24 heures par un adulte.

Comme la molécule albuminoïde renferme du S, on peut prévoir que les variations de l'urée et du S seront parallèles.

On ne sait rien de précis sur les variations pathologiques du soufre.

On a remarqué que la quantité de sulfates organiques est augmentée dans tous les cas où la proportion d'*indican* ou de *phénol* est plus forte que normalement.

Le chlorure de baryum et l'acide chlorhydrique ne donnent alors qu'un léger trouble dans l'urine.

D'après M. Alb. Robin, la présence de ces dérivés sulfo-conjugués indiquerait des fermentations anormales de l'intestin.

On a encore signalé dans l'urine la présence d'acides gras (acides lactique, acétique, butyrique) benzoïque, etc. Ces corps n'existent qu'en très minime proportion.

Nous aurons occasion de nous occuper de ces composés dans quelques cas pathologiques.

Acide phosphorique. — Phosphates

État naturel. — Comme le chlore l'acide phosphorique est un corps qu'on rencontre dans presque tous les liquides de l'organisme : les os en contiennent une grande quantité sous forme de phosphate de chaux.

Dans l'urine on rencontre :

1) Des phosphates alcalins (de soude et de potasse).

2) Des phosphates terreux (de magnésie et de chaux).

Phosphate de soude. — Ce sel a pour formule :

$$2NaO\,HO\,PhO^5 + 24HO$$

C'est un phosphate *neutre* qui peut jouer le rôle de base. Il peut être décomposé par l'acide carbonique et surtout par l'acide urique qui lui enlève une partie de base et donne du *phosphate acide*, tandis qu'il se change en *urate de soude*.

Quand l'urine fermente, le phosphate se combine à l'ammoniaque et donne du phosphate ammoniaco-sodique.

Le phosphate de potasse est en minime proportion et a les mêmes propriétés que le phosphate de soude.

Ces deux phosphates sont solubles dans l'urine.

Les phosphates terreux ne sont solubles qu'à la faveur de l'acidité.

A côté de ces phosphates *alcalins*, on rencontre des phosphates alcalino-terreux, *les phosphates de chaux et de magnésie insolubles* dans l'eau et tenus en dissolution dans l'urine, à la faveur de la réaction *acide* du liquide et de l'*acide carbonique dissous*.

Remarque. — Après l'émission, lorsque l'urine devient neutre ou alcaline, ces phosphates terreux se précipitent. L'urine chauffée donne souvent un *léger trouble* dû à la précipitation de ces phosphates par suite du départ de l'acide carbonique. Il ne faut pas confondre ce trouble avec celui fourni par l'*albumine*.

Si on additionne l'urine trouble d'une goutte d'un acide minéral ou organique, le *précipité disparaît* lorsqu'il est dû aux phosphates terreux ; au contraire, le trouble *persiste*, si le précipité est dû *à la présence de l'albumine*.

Phosphate de chaux. — On rencontre ce composé sous deux formes dans l'urine :

Le phosphate tribasique
— bibasique.

Le premier se rencontre dans les sédiments sous forme de poudre blanche *amorphe.*

Le phosphate bibasique ou bicalcique est *cristallin.*

Phosphate de magnésie. — Le phosphate de magnésie est insoluble dans l'eau et reste en dissolution dans l'urine par les mêmes raisons que le phosphate de chaux. Lorsque le liquide est ammoniacal, une molécule d'ammoniaque se combine au phosphate de magnésie *et le phosphate ammoniaco-magnésien se précipite* sous une forme caractéristique imitant une pierre tombale.

Dosage. — La méthode la plus simple consiste à doser l'acide phosphorique à l'aide d'une liqueur titrée d'*acétate d'urane.* Tout l'acide phosphorique est précipité à l'état de phosphate d'urane. Le terme de la réaction est indiqué, lorsque la liqueur donne un précipité brun avec une solution de ferrocyanure de potassium. Nous employons comme témoin la teinture de Cochenille qui donne, avec la liqueur d'urane, une *laque verte* lorsque la réaction est terminée.

Chiffres normaux. — La quantité normale éliminée en 24 heures est de

Pour un homme :

2.50 par litre. 3 gr. 20 pour 24 heures.

Pour une femme :

2.30 par litre. 2 gr. 60 pour 24 heures.

Si nous représentons l'acide phosphorique total par 3, nous avons :

Phosphate de magnésie...... 1
— de chaux......... 2

Rapport entre l'acide phosphorique et l'urée. — A l'état normal, le rapport de l'acide phosphorique à l'urée est de 1/8. Ce rapport est remarquable par sa constance. On peut diagnostiquer la phosphaturie toutes les fois que ce rapport est plus élevé que 1/8.

Variations pathologiques. — La quantité de $P^2 O^5$ augmente après l'ingestion de substances qui en renferment. Lorsque cette élimination de l'acide $P^2 O^5$ persiste, avec accompagnement de certains symptômes étudiés par le Dr Tessier, entre autres, le malade est alors atteint de phosphaturie ou *diabète phosphatique*. Le praticien doit alors surveiller d'une façon toute spéciale, les systèmes nerveux et respiratoire. Le diabète sucré ou la tuberculose peuvent faire suite à la phosphaturie qui indique toujours une mauvaise nutrition cellulaire.

MM. Laveran et Tessier ont divisé la *phosphaturie* en trois catégories :

1° Phosphaturie à forme nerveuse avec ou sans lésions organiques.

Le volume de l'urine augmente, et les phosphates alcalins sont au-dessus de la normale.

2° Lorsque la phosphaturie s'accompagne de diabète glycosurique, il y aurait, dans les cellules de l'organisme, dédoublement de la glucose en *acide lactique et eau.* L'acide lactique favoriserait la dissolution des phosphates.

3° Dans la phosphaturie s'accompagnant de tuberculose, l'*azote total* est augmenté :

La dénutrition active réunit l'azoturie et la phosphaturie.

4° La goutte peut accompagner la phosphaturie. On trouve alors dans l'urine de l'acide oxalique et un excès d'acide urique.

CHAPITRE XI

Éléments anormaux

Les éléments que l'on rencontre anormalement dans l'urine sont :

1° De nature organique ;
2° De nature minérale ;
3° Des éléments organisés.

Principaux éléments anormaux

ORGANIQUES	MINÉRAUX	ORGANISÉS
Albumines.	Sulfures et sels ammoniacaux.	Cellules épithéliales.
Eléments de la bile.		Cylindres.
Acides gras.		Hématies.
Globuline.		Leucocytes.
Glycose.		Mucus.
Peptones.		Spermatozoïdes.
Urobiline.		Bacilles.
Indican.		Bactéries.

Albumines urinaires

L'albumine n'est pas un corps ayant une formule chimique bien fixée. Elle contient :

C. H. Az. O. S et Ph.

Suivant l'endroit d'où l'on retire les matières albuminoïdes, leur aspect et leurs propriétés physiques sont variables.

Propriétés communes aux albumines. — Toutes les albumines organiques ont des réactions communes.

Chauffées avec un alcali fixe, elles dégagent de l'ammoniaque.

En solution aqueuse, et *en milieu acide ou neutre*, elles se *coagulent* par la chaleur.

En solution *alcaline* la chaleur ne coagule pas l'albumine.

Les acides azotique, sulfurique, phénique, picrique et trichloracétique *coagulent* l'albumine.

Les acides phosphorique et acétique n'ont pas cette propriété. Certains sels neutres précipitent les albumines.

Ces réactions sont mises à profit pour déceler et doser ces corps dans l'urine.

D'après ses réactions chimiques principales, on peut considérer l'albumine comme un *sel de soude* dans lequel l'élément organique joue le rôle d'acide. Les combinaisons d'albumine avec les sels métalliques sont des *albuminates*. L'albumine de l'œuf serait de *l'albuminate de soude*, la caséïne de *l'albuminate de potasse*.

Le Dr Boureau, de Tours, a résumé les caractères des principales albumines urinaires.

On peut les ranger en 4 espèces :

1° La sérine ;

2° La globuline ;

3° Les nucléo-albumines ;

4° Les peptones ou mieux les propeptones.

A. *Sérine* ou sérum albumine, albumine soluble.

ORIGINE. — C'est l'albumine du sérum sanguin ; c'est elle qu'on rencontre dans les néphrites, et qui révèle les lésions inflammatoires.

PROPRIÉTÉS. — Se coagule à chaud entre 55° et 75°.

Ne précipite pas par :

Le sulfate de magnésie, en solution neutre ;

Le chlorure de sodium ;

Les acides faibles ;

Elle précipite par :

Les acides minéraux forts ;

Le sulfate de magnésie en présence de l'acide acétique et de l'acide phosphorique.

B. *Globulines* ou sérum-globulines.

Insolubles dans l'eau.

Solubles dans les solutions de chlorures alcalins. Peuvent être précipitées de ces solutions : par la chaleur, par les acides faibles.

Précipitent par les solutions concentrées de sulfate de magnésie et de sulfate d'ammoniaque.

Origine. — Existent à l'état normal dans le sang.

Dans les néphrites, elles se rencontrent dans l'urine en même proportion que dans le sang (2 fois plus de sérine que de globuline).

Se trouvent dans les albuminuries accompagnant les fièvres.

C. *Nucléo-albumine.* — Se rencontre dans les urines purulentes. Nous en parlerons plus loin.

D. *Peptones.* — Leur caractéristique est leur solubilité *à chaud* après avoir été précipitées. Se rencontrent dans certains cas pathologiques, liés, d'après le Dr Boureau, à un état infectieux. On peut facilement les reconnaître avec la réaction du *biuret*. On ne doit pas oublier, comme le professeur Gautier l'a fait remarquer, que les *toxines* répondent à cette même réaction.

Recherche. — La réaction du biuret consiste à ajouter un cristal de sulfate de cuivre et une solution d'un alcali caustique dans l'urine. Si elle renferme des peptones, on obtient une coloration rouge-violet caractéristique.

Recherche de l'albumine

Nous comprenons sous ce terme générique :

La sérum-albumine ;

La globuline.

Difficultés de la recherche. — Cette recherche, si simple à première vue, présente dans la pratique des difficultés nombreuses :

1° L'urine n'est pas limpide ;

2° L'urine a fermenté et contient des substances solides en suspension ;

3° La quantité d'albumine est très faible et peut facilement passer inaperçue ;

4° Les réactifs employés induisent en erreur par leurs réactions complexes sur les produits en solution dans l'urine.

1° Méthode de la chaleur et de l'acide trichloracétique. — Voici la méthode que nous conseillons et qui nous a toujours donné d'excellents résultats :

L'urine doit être filtrée et parfaitement limpide. On prend deux tubes à essai bien nettoyés avec une eau alcaline et un peu d'eau alcoolisée pour empêcher l'adhérence des bulles d'air à l'ébullition. Ces tubes, ainsi nettoyés et séchés, sont remplis d'une même quantité d'urine. On chauffe l'urine de l'un des tubes dans sa moitié supérieure. En mettant les deux tubes l'un à côté de l'autre et en les examinant sur un fond noir, on verra le plus petit trouble. On additionne l'urine de quelques gouttes d'une solution étendue *d'acide trichloracétique*. Il peut se produire deux phénomènes :

1° Le trouble disparaît ; il était dû à des carbonates et phosphates terreux ;

2° Le trouble persiste ; on peut alors conclure à la *présence de l'albumine*.

L'acide trichloracétique *précipite toutes les albumines sauf les peptones.*

Cette méthode est sensible et permet de déceler des traces impondérables d'albumine.

2° *Méthode à froid par l'acide nitrique.* — Si on a le temps, comme contrôle, on peut se servir de cette méthode qui est très exacte et qui permet en même temps de découvrir la présence de traces de pigments biliaires.

On met dans un tube à essai quelques centimètres cubes d'acide nitrique, chargé de vapeurs vitreuses. Par dessus on fait couler de l'urine limpide, en ayant bien soin de ne pas mélanger les deux liquides. Si l'urine contient des traces d'albumine, un anneau opaque ne tarde pas à se montrer au-dessus de la ligne de séparation. M. Linossier a étudié cette réaction ; il a déduit quelques conclusions cliniques : 1° de la rapidité de formation de l'anneau ; 2° de sa situation dans le liquide ; 3° de l'opacité plus ou moins grande de cet anneau. On doit retenir seulement de ces remarques que moins les phénomènes seront rapides à se produire, moins le liquide contient d'albumine. Un pronostic bénin est la conséquence directe de ce fait.

Urobiline. — Si la zone de séparation des liquides est colorée en *jaune-acajou*, l'urine peut renfermer de l'urobiline. On doit vérifier le fait par l'examen spectroscopique.

Pigments biliaires. — Si la zone de séparation présente des anneaux colorés dont les couleurs sont bleu, jaune orange et vert, l'urine contient certainement *des pigments biliaires*. Nous reviendrons plus loin sur cette expérience.

Ces deux méthodes *sont les plus exactes* pour rechercher l'albumine.

Deux réactifs sont encore d'un emploi courant en clinique. Leur emploi est loin d'être exempt de reproches. Les réactifs d'Esbach et de Tancret, *employés seuls*, peuvent donner lieu à des erreurs graves.

Tous deux *précipitent* les peptones, les alcaloïdes, les urates et l'antipyrine.

Le praticien devra toujours avoir *recours* aux deux procédés cités plus haut, lorsqu'il voudra rechercher l'albumine dans l'urine de ses malades.

Dosage de l'albumine. — Le chimiste doit, après avoir constaté la présence de l'albumine, en évaluer la quantité. Le seul procédé exact est la coagulation par la chaleur et la pesée du précipité après dessiccation. Toutes les autres méthodes volumétriques, celle d'Esbach comprise, sont *tout à fait défectueuses*.

Même au lit du malade, le praticien ne peut pas suivre la marche d'une albuminurie en se servant du tube d'Esbach dont les indications sont erronées.

Dans une analyse complète, on devra toujours différencier les *différentes variétés* d'albumines:

Cette opération délicate consiste à séparer ces corps les uns des autres *par des réactifs appropriés.*

Interprétations cliniques. — Nous supposons le praticien en possession d'une analyse où on trouve :

Albumine....... *n* grammes par litre.
n' — par 24 heures.

Quel pronostic doit-il tirer de ces chiffres ?

Le docteur Talamon, au dernier congrès de Nancy, a présenté un mémoire sur cette question, qui doit nous servir ici.

Le résumé suivant devra toujours être présent à l'esprit du médecin lorsqu'il rencontrera l'albumine dans l'urine. (Voir tableau page 78).

Le professeur Guyon a indiqué comme signe certain, donnant une mesure de la gravité de l'albuminurie, *l'intermittence* qui serait caractéristique de l'albuminurie *sans lésions rénales.*

Albuminurie d'origine médicamenteuse. — Le professeur Poehl, de Saint-Pétersbourg, a appelé l'attention sur les albuminuries consécutives à l'ingestion de substances antithermiques si employées aujourd'hui (antipyrine, antifébrine, phénacétine, chloroforme, etc.

Les antiseptiques internes (salol naphtaline), pourraient avoir une action analogue, les reins étant l'organe principal de leur élimination.

Le salol (salicylate de phénol) dont le dédoublement aboutit à la mise en liberté d'acide salicylique et d'acide phénique qui, tous deux, s'éliminent par le rein. Le napthol à peu près insoluble (1).

Remarque importante. — La constatation de la présence de l'albumine devra toujours être accompagnée de l'examen microscopique du dépôt.

On pourra alors décéler :

Le pus.

Les hématies.

Les éléments cellulaires.

Nous développerons cette remarque plus loin.

(1) S'élimine surtout par l'intestin.

Pronostic selon l'état des urines albumineuses

Taux	Une proportion élevée avec polyurie, 2 à 4 litr.		Pronostic grave.
Caractère de l'urine	Matières solides.	Densité peu élevée. Matières minérales diminuées	
	Eléments figurés	Abondants .... (cylindres, hématies)............	Pronostic grave.
	Albumine.......	Chiffre élevé......	
	Urée	Diminuée.........	
	Acide urique....	Diminué	
	Albumine avec les autres substances normales		Pronostic bénin.
Albuminurie	Toubles circulatoires		
	Affections fébriles		Pronostic bénin.
	Tuberculose, néphrites		Pronostic grave.
	Diabète.........		Pronostic
	Grossesse.......		incertain.
	Médicamenteuse.	(Salol. napthol)...	Pronostic bénin.

Glucose

FORMULE CHIMIQUE. — Cette substance a pour formule :

$$C^{12} H^{12} O^{12}$$

ETAT NATUREL. — A l'état normal, la glucose existe dans l'intestin grêle et dans le chyle après absorption d'aliments féculants ou sucrés.

On la trouve aussi dans le sang de la veine hé patique : c'est une preuve que le foie préside à sa formation.

A l'état normal, aucun produit d'excrétion en renferme : il est brûlé entièrement dans l'organisme en donnant de l'eau et de l'acide carbonique.

PROPRIÉTÉS. — Nous ne rappellerons ici que celles qui sont employées en chimie urinaire pour la recherche et le dosage du sucre :

1° Ses solutions possèdent un pouvoir rotatoire égal à + 53°5 pour la raie jaune D ;

2° Mise en contact avec la levure de bière, la glycose fermente en donnant de l'*alcool et de l'acide carbonique*, En appliquant cette propriété, on peut doser de très petites quantités de glucose ;

3° Chauffé avec une base alcaline, elle donne différents produits bruns ;

4° La glucose possède un pouvoir réducteur remarquable.

C'est cette propriété qu'on a mise à profit pour rechercher la glucose dans l'urine.

Chauffée avec une solution alcaline de sulfate de cuivre, la glucose *réduit* le sel cuivrique et donne un *précipité rouge* d'oxyde de cuivre.

Recherche de la glucose. — Liqueur de Fehling. — Pour préparer cette liqueur, on fait dissoudre du sulfate de cuivre dans de l'eau; on fait une deuxième solution de tartrate de soude et de potasse dans de la lessive de soude. Les deux solutions sont mélangées. On a ainsi une liqueur bleue ciel dont 10cc correspondent à 5 centigrammes de glucose.

Mode opératoire. — Mettre dans un tube à essais quelques centimètres cubes de liqueur de Fehling, porter à l'ébullition, puis ajouter ensuite l'urine *en quantité telle que le mélange reste nettement bleu*.

Chauffer de nouveau jusqu'à l'ébullition. Si l'urine renferme de la glucose, le mélange se troublera, deviendra d'abord jaune, puis rouge brique.

On peut ainsi déceler moins de 0 gr. 50 de sucre par litre.

Causes d'erreur. — Une urine contenant beaucoup d'acide urique et d'urates, ou certains médicaments en solution, peut se troubler par l'ébullition et faire croire à la présence du glucose.

On doit, dans les cas douteux, déféquer l'urine

par le sous-acétate de plomb liquide qui précipite les composés uriques. On filtre et c'est avec l'urine décolorée qu'on fera la réaction.

Influence des médicaments sur la réaction. — Le chloral, le chloroforme, l'essence de térébenthine, l'acide chrysophanique peuvent donner une réduction. Le traitement de l'urine par l'extrait de saturne élimine les causes d'erreur.

Ces remarques faites, et les précautions énumérées une fois prises, la liqueur de Fehling est le *réactif le plus sensible de la glucose,* plus sensible que le polarimètre puisqu'il ne peut déceler une quantité de glucose inférieure à 2 gr. 065, correspondant à 1° polarimétrique.

Analyse quantitative. — On mesure dans une capsule 10 centimètres cubes de liqueur de Fehling correspondant à 0,05 de glucose. On fait arriver goutte à goutte de l'urine dans le réactif porté à l'ébullition. Lorsque la liqueur bleue est complètement décolorée, on peut, par un calcul très simple, évaluer la teneur de l'urine en glucose. Nous renvoyons à des traités d'analyses spéciaux (1), pour les détails de l'expérience.

Méthode optique. — Avec un saccharimètre, on mesure la déviation du plan de polarisation. Par une simple multiplication, on trouve la teneur de l'urine en glucose.

(1) Sonnié-Moret. *Éléments d'analyses chimique.*

Interprétations cliniques. — La présence du sucre dans l'urine peut être passagère ou *permanente ;* dans ce cas, l'affection désignée sous le nom de diabète est bien établie.

Il ne faut donc pas conclure par une seule analyse, à l'existence du diabète. Chez certaines personnes, l'urine émise après un repas riche en féculents ou en matières sucrées, peut contenir de la glucose.

On devra donc, pendant plusieurs jours, faire recueillir l'*urine de 24 heures* et rechercher le sucre *dans cette urine.* On ne posera le diagnostic qu'après ces épreuves.

Certaines intoxications (par l'oxyde de carbone par exemple) peuvent donner du sucre dans l'urine. D'après Frerichs, le catarrhe de l'estomac et la cirrhose du foie donneraient une glycosurie passagère, les névralgies des sciatiques, une commotion cérébrale produiraient le même effet.

Le Dr Desesquelle a remarqué que certains cas d'anthrax à la période aiguë peuvent donner une glycosurie passagère. Les crises d'angine de poitrine font quelquefois apparaître la glucose dans l'urine.

Le Dr Maginelle, dans sa thèse, a démontré que l'ingestion d'une quantité de glucose pure trop considérable pour être assimilée, produirait une glycosurie passagère.

Cette limite d'assimilation serait variable selon l'état du système *nerveux et l'intégrité du foie.* (Voir *Urologie du diabète,* p. 109).

Pour nous résumer, on ne devra conclure au diabète :

1° Qu'après plusieurs réductions obtenues avec l'urine de 24 heures à quelques jours d'intervalle ;

2° Dans les cas où la réduction est douteuse, déféquer l'urine par le sous-acétate de plomb ;

3° S'assurer que le malade ne prend pas les médicaments suivants : térébenthine, chloroforme, chloral, benzoate de soude, glycérine, copahu, cubèbe.

Acétone

On a remarqué depuis longtemps que l'urine ainsi que l'haleine des diabétiques exhale souvent une odeur particulière de vin ou de fruit. Les chimistes ont établi que cette odeur provient de l'*acétone ?*

Au point de vue chimique, l'acétone dérive par oxydation de l'alcool propylique secondaire.

Elle se rencontre en très petite quantité dans l'urine des individus sains comme produit *normal de la désassimilation.*

Dans le diabète à forme grave, l'organisme a perdu non seulement la faculté de s'assimiler les hydrocarbures, mais il est encore incapable de détruire entièrement l'acétone qui se forme dans l'intimité des tissus (Alb. Robin).

Recherche. — On distille l'urine et on traite le produit de la distillation par l'iode ioduré en présence d'un alcali. L'acétone forme avec l'iode ioduré un acétate alcalin et de l'iodoforme.

Certains auteurs donnaient comme réaction rapide, la coloration rouge obtenue avec le perchlorure de fer et l'urine contenant de l'acétone. Cette réaction est tout à fait fausse, comme nous l'avons bien des fois remarqué.

CHAPITRE XII

Matières colorantes d'origine biliaire

Lorsqu'une urine aura une couleur anormale, jaune foncé ou verdâtre, on devra y rechercher les *pigments biliaires*.

Ces pigments sont au nombre de cinq qui paraissent dériver d'une seule substance, la *bilirubine*.

Bilirubine. — Cette substance est en très petite quantité dans la bile. Elle constitue presque exclusivement certains calculs biliaires.

Tous ces pigments ont une propriété commune : *En présence de l'acide azotique nitreux, ils donnent une série de dérivés, de colorations différentes.*

Gmelin a mis à profit cette réaction pour déceler les pigments biliaires dans l'urine.

On dispose l'expérience comme nous l'avons

déjà indiqué pour la recherche de l'albumine. Ici, il importe d'employer l'acide azotique *nitreux*.

On observe une série d'anneaux colorés qui présentent de haut en bas les couleurs suivantes : vert, bleu, violet, rouge et orange.

Le vert et le violet *sont caractéristiques*.

Urobiline. — Si on réduit la bilirubine par l'amalgame de sodium, on obtient un nouveau pigment, l'hydrobilirubine, ou plus simplement l'*urobiline*. Elle est caractérisée par son spectre.

Elle possède deux petites bandes d'absorption à droite et à gauche de D, et une autre placée vers F.

L'*urochrome* ou matière colorante normale de l'urine donne une seule bande placée sur la raie F.

Il importe de différencier ces deux pigments, Une confusion regrettable existe entre ces substances, car deux ou trois mots sont employés pour désigner le même pigment.

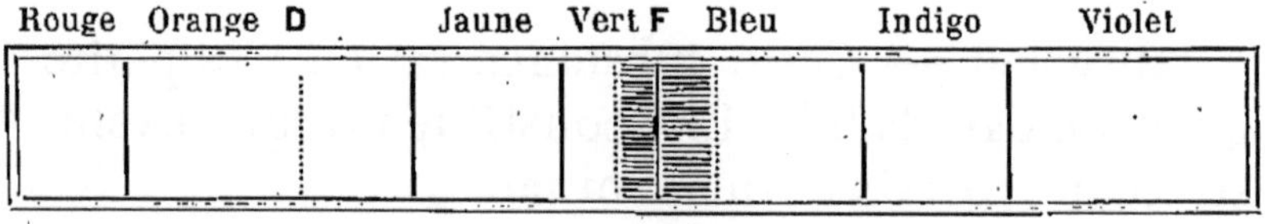

Rouge Orange D Jaune Vert F Bleu Indigo Violet

Urochrome

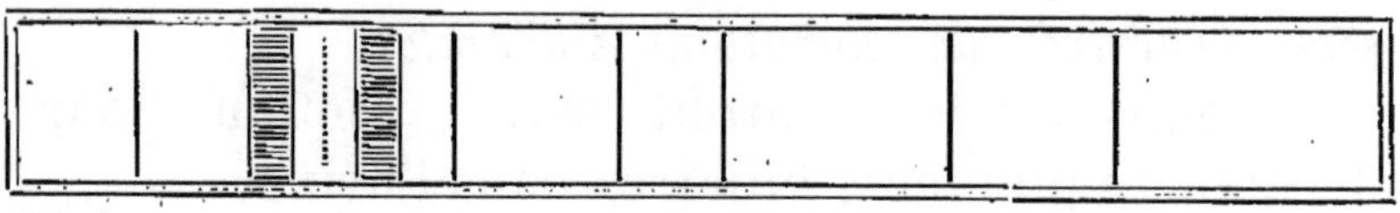

Urobiline

D'après Mercier, les urines contenant de l'urobiline donnent, avec l'acide azotique nitreux dans la réaction de Gmelin, un *ton acajou foncé*.

Tous les procédés spectroscopiques imaginés pour *doser* l'urobiline dans l'urine, sont illusoires.

Interprétations cliniques. — D'après le professeur Guyon, la présence de l'urobiline aurait une grande importance comme révélatrice de la déchéance anatomique et de l'insuffisance fonctionnelle du foie. Une remarque importante à faire est que la présence de l'urobiline dans l'urine coïncide avec une hypertoxicité de ce liquide (Bouchard et Roger).

M. le professeur Hayem a publié une étude très complète sur l'*urobilinurie*. Il recherche parallèlement l'urobiline dans le sérum sanguin et dans l'urine. Il se sert, pour l'examen, du sérum, d'un spectroscope spécial qui permet de vérifier la présence des bandes d'absorption.

Il examine directement l'urine au spectroscope.

Les conclusions du travail du professeur Hayem, sont les suivantes :

L'urobilinurie serait tantôt passagère, tantôt permanente. Dans les urines *dites hémaphéïques*, l'urobiline serait accompagnée d'autres pigments.

Suivant les cas, les pigments biliaires seraient seuls ou accompagnés d'urobiline dans le sérum et dans l'urine.

Les maladies dans lesquelles on rencontre l'*urobiline* sont :

Les maladies du foie ;

Les maladies aiguës (rhumatisme, goutte aiguë, pneumonie, angines) ;

Les maladies du cœur ;

Les intoxications.

Origine de l'urobiline. — Ce point de physiologie est encore très obscur. Gubler avait admis que les pigments et l'urobiline peuvent se former dans la circulation par suite de la destruction des globules.

M. Hayem explique ainsi la formation de l'urobiline.

L'urobiline, chez le sujet sain, existerait simultanément dans le foie avec les autres pigments normaux. Cette quantité, faible à l'état normal, serait plus considérable dans certaines affections. Si le foie est lésé, au lieu de fabriquer des éléments normaux, il fabriquerait surtout de l'*urobiline*.

Dans le cas de résorption et de stagnation, il se produira un ictère urobilique au lieu d'un ictère ordinaire.

L'urobilinurie serait, en résumé, la conséquence d'une altération dans le fonctionnement du foie.

Indican. — L'indican est un chromogène de l'indigotine ou pigment bleu, c'est-à-dire qu'il peut, par des réactions spéciales, donner la couleur bleue de l'indigotine. Une urine très peu colorée peut en contenir de notables quantités.

La formation de l'indican serait liée à des fermentations intestinales excessives ou anormales.

Pour déceler l'indican, nous suivons le procédé de Renault, qui consiste à traiter l'urine par l'acide chlorhydrique et le chlorure de chaux en présence du chloroforme. Ce dernier se colore en bleu si l'urine contenait de l'indican.

D'après la thèse du Dr Petitpas, l'indicanurie ne serait pas une entité définie : les affections gastro-intestinales dues à des fermentations bactériennes aussi bien que les affections hépatiques et rénales peuvent donner de l'indican dans l'urine. Ainsi l'indican est un produit qui apparaîtrait lorsque le foie remplit mal son rôle antitoxique, ce serait un symptôme précoce de l'altération hépatique et comme tel il mérite d'être pris en très sérieuse considération.

Peptones

D'après le Dr Boureau, la *peptonurie* serait liée souvent à un état infectieux.

Le Dr Wassermann a constaté la présence de la peptone dans les cas de la pneumonie fibrineuse, de rhumatisme articulaire aigu, de phtisie, de méningite tuberculeuse, d'infection puerpérale, de suppuration osseuse.

La recherche des peptones dans l'urine est très délicate.

Elles précipitent par les réactifs d'Esbach et de Tancret. Le précipité est *soluble* à *chaud*.

Urines grasses ou chyleuses. — Ces urines sont rarement observées dans nos contrées. Le professeur Guyon a étudié ces urines et leur attribue les caractères suivants :

Elles tachent le papier comme une véritable émulsion de graisse. Abandonnées à elles-mêmes, par le repos, les urines chyleuses se séparent en deux couches. La supérieure est laiteuse, plus ou moins épaisse. Dans certains cas, elle se prend en masse par le refroidissement. Voici les conclusions que le Dr Chabrié a formulé relativement au passage des graisses dans l'urine :

1° Un parasite dans le sang ;

2° Certains cas pathologiques (mal de Bright, par exemple) ;

3° L'ingestion abondante de graisses ;

4° La rétention intestinale.

Peuvent donner de la chylurie.

CHAPITRE XIII

Examen microscopique

Dans certaines affections, l'albuminurie par exemple, l'examen microscopique a une importance au moins égale à l'analyse chimique.

Abandonnée au repos, l'urine laisse déposer un léger nuage floconneux. Ce léger dépôt apparaît plus ou moins vite après l'émission.

Dans certaines affections, le dépôt est au contraire abondant et de couleur variable. Le microscope, dans ce cas, sera d'un grand service pour aider le praticien à poser son diagnostic.

Les sédiments peuvent être constitués par des éléments *normaux* ou *anormaux*, de nature *organique* ou *minérale*.

Ils peuvent être formés *avant l'émission*, ou ne se former que par repos et insolubilité consécutive au refroidissement ou à la *décomposition* du liquide.

Lorsque les sédiments préformés acquièrent un

certain volume, ils deviennent des *concrétions* ou *calculs* qui, selon leur grosseur, peuvent ou non être expulsés par la miction.

Toutes ces remarques nous font prévoir des différences dans la technique opératoire.

Nous parlerons aussi des microbes qu'on peut rencontrer dans l'urine.

Fidèle à notre programme, nous dirons après chaque étude descriptive, l'interprétation clinique qu'il convient d'attacher à l'observation microscopique.

Manière de recueillir le dépôt. — 1° Le moyen le plus simple, lorsque le dépôt est apparent, est de laisser déposer l'urine dans un vase conique. Puis, avec une petite pipette effilée, on prélève le dépôt en plongeant la pipette, bouchée par le doigt, dans l'urine et n'enlevant le doigt que lorsque l'extrémité atteint le dépôt. On place cette prise d'essai dans un verre de montre pour lui faire subir les manipulations spéciales ;

2° *La centrifugation* permet d'obtenir en quelques minutes un dépôt condensé qui mettrait plusieurs heures pour se former par repos.

Le principe de l'appareil est d'employer la force centrifuge pour obtenir dans un tube à essai contenant l'urine, un dépôt apparent qu'on recueillera comme il a été indiqué plus haut.

TECHNIQUE. — On observe les sédiments d'abord avec un faible grossissement, 100 à 150 diamètres, puis à un grossissement de 500 à 600 diamètres.

Il est bon de colorer les sédiments avec les couleurs d'aniline.

Sénator a donné la formule d'un colorant complexe qui colore les différents éléments en couleurs distinctes.

Remarque. — Il faut se familiariser avec l'aspect que présentent sous le microscope, certaines substances capables d'être confondues avec les sédiments, tels que fibres de papier de coton, poils, etc.

Nous n'indiquerons que pour mémoire d'autres sédiments beaucoup plus rares, tels que ceux d'acide hippurique, ou de sulfate de chaux.

Caractères microscopiques des sédiments urinaires.

Suivant leur nature on les distingue en :

1° Sédiments non organisés. } Organiques minéraux.

2° Sédiments figurés.

Sédiments non organisés. — La réaction de l'urine modifie la nature des sédiments cristallisés ou amorphes (Méhu).

Ainsi, *en milieu acide*, on pourra rencontrer :

L'acide urique ;

Les urates ;

Les oxalates;
Le phosphate bicalcique.

En milieu alcalin, on pourra trouver :
Le phosphate ammoniaco-magnésien;
L'urate d'ammoniaque;
Le carbonate de chaux.

On trouvera dans les livres traitant de la chimie urinaire, toutes les figures représentant ces sédiments.

Nous avons eu l'occasion de parler de ces corps dans le courant de l'ouvrage.

Sédiments figurés. — Au point de vue clinique, ces sédiments ont une importance capitale et permettent souvent de caractériser certaines affections des voies urinaires.

Ces sédiments comprennent :
1° Les cellules isolées;
2° Et les cylindres.

Les cellules comprennent :
(*a*) Les cellules épithéliales ;
(*b*) Les globules sanguins ;
(*c*) Les globules du pus.

Cellules épithéliales. — Abstraction faite de l'épithélium cylindrique caractéristique de l'urèthre chez l'homme, il n'est pas possible de formuler une distinction bien nette entre les revêtements épithéliaux des différentes parties des voies urinaires.

Dans la pratique, on peut indiquer quelques caractères spéciaux : *l'épithélium de la vessie* se distingue par de grandes cellules plates, irrégulièrement polygonales ou arrondies, pourvues d'un noyau bien distinct.

L'épithélium du bassinet présente des formes très irrégulières; on y trouve de nombreuses cellules à queue. Les cellules assez petites rondes, ou ovales, avec noyau volumineux et généralement réunies en groupes, à la façon des tuiles d'un toit, étaient considérées autrefois comme pathognomoniques des inflammations du bassinet. Aujourd'hui, on ne leur accorde que peu ou point de signification.

Les cellules dont il s'agit, avec leur groupement caractéristique, ne sont pas certainement significatives ; mais, associées à la réaction hyperacide de l'urine, elle constituent un renseignement précieux pour le diagnostic différentiel entre la pyélite et la cystite.

L'épithélium rénal ne se rencontre pas dans l'urine normale, ou seulement d'une façon très exceptionnelle ; par contre, il est fréquent dans les néphrites, surtout dans la forme aiguë.

Les cellules de cet épithélium sont petites, rondes, ou indistinctement angulaires avec un protoplasma très granuleux et un grand noyau brillant.

En cas de dégénérescence graisseuse des reins, on observe souvent dans l'épithélium, des petites granulations graisseuses réfringentes.

Globules sanguins ou hématies. — L'aspect de ces globules est caractéristique.

Au microscope, ils ont une forme arrondie, ils se groupent dans l'urine en piles de monnaie ;

Le plus souvent ils sont plus ou moins déformés.

Le docteur Labadie-Lagrave a donné quelques remarques permettant de diagnostiquer les hématuries.

1° Les *hémorrhagies de l'urèthre :*

Le sang apparaît au début de la mixtion en petité quantité.

Le sang s'écoule dans l'intervalle des mixtions.

2° *Hémorrhagies du col de la vessie.*

Le sang *n'apparait qu'à la fin* de la mixtion.

3° *Hémorrhagie de la vessie,*

(*a*) Urine alcaline.
(*b*) Urine mélangée de caillots.
(*c*) Cystite constatée.

4° *Hémorrhagies des uretères et des bassinets.*

Les caillots sont cylindriques.

5° *Hémorrhagies du rein.*

Le sang est seulement mélangé à l'urine.

Les cylindres sont nombreux.

Hémoglobinurie. — Dans cette affection l'urine est rouge groseille d'une couleur allant du vin de porto au vin de malaga avec variation rapide en quelques heures et ne renferme pas de globules sanguins ;

Au microscope on peut trouver *quelques leucocytes.*

L'analyse chimique décèle une assez grande quantité *d'albumine.*

L'examen spectroscopique, si l'urine est acide, donne les deux raies du spectre d'absorption caractéristique de l'hémoglobine.

Si l'urine est altérée et alcaline à l'émission, les deux raies ne sont pas distinctes et on ne voit que la raie unique de *l'hématine.*

Le professeur Hayem a étudié l'hémoglobinurie. Cette affection est due à la destruction des globules sanguins dans le sang par des causes diverses.

Globules de pus. Leucocytes. — Les globules ont une forme ronde plus ou moins régulière. Leur contenu est entièrement granuleux avec un noyau central qui apparaît après addition d'acide acétique.

L'addition d'un alcali donne au sédiment une consistance gélatineuse caractéristique.

On trouve ordinairement des cristaux de phosphate ammoniaco-magnésien et d'urate d'ammoniaque.

Cylindres urinaires. — La meilleure définition a été donnée par le Dr Hallé ; la voici :

Les cylindres sont des moules de substance coagulable cohérente, formés par agglomération dans les tubuli du rein malade, dont ils reproduisent la forme et les dimensions.

La présence des cylindres indique toujours une altération rénale.

Les principaux sont :

1° Les cylindres hyalins ;

2° Les cylindres graisseux ;

3° Les cylindres cireux ;

4° Les cylindres composés d'éléments cellulaires.

1° Les cylindres *hyalins* sont souvent abondants ;

2° Les cylindres *graisseux* peuvent contenir des *débris cellulaires* et des *leucocytes*.

On les rencontre dans la *néphrite chronique*, dans l'ictère grave, dans les empoisonnements par le phosphore et l'arsenic.

Ils indiquent une desquamation de la partie libre des cellules des *tubuli contorti*.

3° Les cylindres cireux sont très refringeants. Ils ne contiennent presque jamais d'éléments figurés.

4° Les cylindres composés d'éléments figurés se rencontrent dans les néphrites *intenses et aiguës*, dans les poussées inflammatoires *des néphrites chroniques*.

La sécrétion de ces éléments est intermittente dans les néphrites même très avancées, on peut rencontrer quelques tubes et quelques leucocytes. Il est très rare de trouver les éléments figurés du rein.

DEUXIÈME PARTIE

CHAPITRE PREMIER

Urologie des Maladies primitives de la nutrition

Au commencement de notre ouvrage, nous avons dit quelques mots de la nutrition. Nous avons fait voir comment il fallait comprendre la nutrition normale, dont les actes principaux se résument en une dissociation des aliments ingérés et en une synthèse des produits éliminés. Une perturbation dans ces deux phénomènes amène un encombrement des tissus soit par les apports trop nombreux, soit par les déchets trop abondants.

Si les éléments acides prédominent, *la goutte. le diabète, l'oxalurie* prennent naissance. L'urine, comme toutes les humeurs, présente des anomalies que nous allons discuter.

Les acides ou substances à fonction acide que l'on rencontre dans l'organisme, ont deux origines :

1° Nos aliments;

2° La désassimilation des matériaux provenant de nos tissus.

Tous nos aliments peuvent passer par deux phases de transformation : si l'organisme les brûle imparfaitement, ils donnent des acides minéraux ou organiques : les uns nécessaires (acide chlorhydrique de l'estomac, acide urique, etc.) provenant d'une nutrition normale et n'engendrant la maladie que par une surproduction, les autres nuisibles et donnant, par leur *présence seule*, naissance à une entité morbide (oxalurie, acides de fermentation stomacale, etc.).

Ces phénomènes dont le mécanisme intime nous échappe, se passent soit dans des organes spéciaux, soit dans la profondeur de tous nos tissus.

L'arthritisme aurait, d'après le professeur Bouchard, entre autres caractères celui-là d'exagérer la production des acides normaux et de faire apparaître dans nos humeurs, des acides anormaux qui, chez l'individu sain, sont brûlés en donnant de l'eau et de l'acide carbonique. L'arthritisme aura donc pour origine une *nutrition retardante avec combustions incomplètes*.

Nous avons résumé, dans un tableau, les différentes phases de transformations des aliments donnant naissance à des corps à fonction acide. Ces substances sont sous la dépendance d'oxydations et de fermentations physiologiques ou pathologiques.

Tableau des transformations de nos aliments en substances résiduelles

ALIMENTS	PHASES DE TRANSFORMATIONS		ACIDES FORMÉS PAR OXYDATION ET FERMENTATION			SE TROUVENT	OXYDATION ULTIME
				Physiologiques	Pathologiques		
Albuminoïdes	Peptones ... Syntonines.		A molécule azotée......	Urique...... Hippurique..		Urine.	Eau et Acide Carbonique
					Oxalique....	»	
			Soufre......	Sulfurique ..	Sulfoconjugués	»	
			Phosphore...	Phosphorique			
Amylacés... Sucrés......	Dextrines...	Glucose..			Formique .. Lactique .... Butyrique...	Peau. Estomac. »	
Graisses.....	Glycérine ...				Butyrique... Oléique ..... Palmitique .. Margarique..	Encombrent les tissus de l'obèse.	

Ces acides sont, les uns brûlés en totalité, d'autres rejetés par la peau, l'appareil urinaire ou l'intestin.

Nous allons étudier l'urine dans les différentes affections dues à la *nutrition retardante*.

Oxalurie

L'accumulation dans l'organisme de l'acide oxalique donne naissance à des troubles spéciaux constituant *l'oxalurie.* L'acide oxalique apparaît dans l'urine sous forme de cristaux octaèdriques.

Chez l'homme sain, cet acide peut se rencontrer après l'ingestion de certains végétaux (oseille, endives, tomates), ou de quelques médicaments (scille, gentiane, cannelle, saponaire, coca, etc.).

Cet acide se rencontre aussi dans le sang des goutteux, en un mot chez tous ceux dont la nutrition est ralentie.

Chiffres normaux. — Normalement, on rencontre dans l'urine 0 gr., 020 d'acide oxalique par litre d'urine.

L'oxalurie ne *constitue pas une entité morbide* ; elle accompagne les troubles nutritifs consécutifs à une maladie intéressant l'organisme tout entier, comme le diabète et la neurasthénie.

Calculs muraux. — Les cristaux d'oxalate de chaux dans les sédiments urinaires, ont la forme d'une enveloppe de lettres avec des arêtes brillantes. Quand ils séjournent dans la vessie, les cristaux augmentent de volume et affectent la forme d'une mûre. Ces corps peuvent produire des désordres dans la vessie et provoquer des hémorragies.

Gravelle

La gravelle est caractérisée par des concrétions qui se forment dans les voies *urinaires*.

Selon la nature des dépôts on distingue :

La gravelle *urique* ;
— *oxalique* ;
— *phosphatique*.

Les deux premiers troubles viennent d'une nutrition viciée.

La troisième espèce est la conséquence d'une inflammation catarrhale ou ulcéreuse des voies urinaires avec fermentation microbienne.

Gravelle phosphatique. — Trois causes peuvent provoquer cette gravelle phosphatique :

1° Les ulcérations dues à un calcul primitif ;

2° Les eaux alcalines prises en trop grande quantité.

3° Un cathétérisme septique.

La pathologie de cette affection la place hors du cadre des maladies de la nutrition.

La précipitation des phosphates et carbonates

terreux ne se produit que dans une urine alcaline et cette alcalinité peut être quelquefois la conséquence d'un excès d'alcalinité du sang.

Les calculs alors se composent de :

Phosphate de chaux ;

Phosphate ammoniaco-magnésien ou de carbonate de chaux, soit isolés, soit associés.

Formation des calculs. — Lorsqu'après un usage prolongé d'eaux minérales alcalines, le sang est surchargé de carbonate de soude et de potasse, les calculs sont constitués par du phosphate de chaux et du carbonate de chaux.

Si l'urine séjourne dans la vessie, l'ammoniaque prend naissance. Cette base peut donner avec le phosphate de chaux, des cristaux de phosphate ammoniaco-magnésien. L'alcalinité de l'urine venant à cesser, l'acide urique ou les urates alcalins peuvent se déposer sur le noyau phosphatique.

Ainsi se forment les calculs vésicaux de composition variable.

Le mécanisme inverse se produit et l'acide urique sert de noyau à des dépôts postérieurs de phosphates terreux.

Le catarrhe vésical produit souvent une boue crayeuse, qui incruste quelques points de la muqueuse et donne naissance aux calculs phosphatiques, uriques, oxaliques.

Origine bacillaire. — M. Bouchard dit que l'on

rencontre souvent dans la vessie « une bactérie analogue, sinon identique, au *bacterium termo*, qui peut également acquérir un grand développement et constituer des chaînes de 10 à 20 articles ». Cette bactérie provoque la formation d'ammoniaque dans l'urine. Elle peut pénétrer dans la vessie à la faveur d'un cathétérisme non aseptique ou spontanément.

La torulacée de Pasteur et van Tieghem, introduite mécaniquement dans la vessie, transforme l'urée en carbonate d'ammoniaque et peut être aussi une cause du catarrhe vésical produisant des dépôts de phosphate ammoniaco-magnésien.

Gravelle urique. — Cette gravelle diathésique doit surtout préoccuper le médecin.

Le plasma sanguin diminuant son alcalinité, l'urine augmente son acidité et l'acide urique et les urates se déposent dans l'urine en abondance dans les reins et dans la vessie.

Si nous nous rappelons la faible solubilité de l'acide urique dans l'eau, on comprendra que toutes les causes qui diminueront la quantité de liquide sécrété, auront pour conséquence la formation de dépôts uriques.

Nous avons discuté les hypothèses qui expliquent la formation de cet acide.

Un fait indéniable est qu'une alimentation trop azotée, ou une combustion incomplète des matières azotées, augmente la production de l'acide urique.

Un exercice insuffisant, le mauvais fonctionnement de la peau, l'abus des boissons acides ou sucrées, favoriseront la genèse des composés uriques.

Le médecin devra se rappeler tous ces faits lorsque le chimiste lui aura signalé la présence de quantité anormale d'acide urique dans les sédiments.

Diabète azoturique.

L'urologie de cette affection est caractérisée par *la grande quantité d'urée éliminée d'une façon permanente*. On l'appelle encore *diabète azoturique, azoturie essentielle*, etc.

La polyurie accompagne toujours l'élimination exagérée d'urée. Cette quantité d'urine sécrétée est d'autant plus élevée que le chiffre quotidien d'urée excrétée est plus considérable.

L'urine est claire, franchement acide, par le repos elle se trouble très vite, devient alcaline avec une odeur ammoniacale.

Composition de l'urine. — L'urine contient souvent un peu de mucus par suite de l'irritation des voies d'excrétion que détermine une fonction trop active.

Les sédiments sont composés d'acide urique et d'urates. Quelques fois on rencontre un peu d'oxalate de chaux.

La densité varie de 1050 à 1020. Elle esi d'autant plus élevée que la polyurie est moindre.

La moyenne de *l'urée* éliminée est de 50 à 70 grammes.

Bouchardat dit avoir *trouvé jusqu'à 6 gr. d'acide urique* en 24 heures.

Les matières extractives sont en excès.

Les chlorures montent à 15 et 30 grammes.

Les phosphates à 5 et 8 grammes.

Ces chiffres très élevés sont expliqués en grande partie par la polyphagie qui est parfois extraordinaire.

En résumé, lorsque les signes cliniques seront accompagnés d'une polyurie abondante, avec azoturie permanente sans glucose dans l'urine, on pourra affirmer le diagnostic de diabète azoturique.

Urologie du diabète sucré.

Le médecin devra toujours rechercher avec soin *la glucose* dans l'urine de tous ses malades.

Lorsqu'on a rencontré la glucose dans l'urine, on doit doser cette substance et s'assurer que sa présence *est constante.*

Pour faire ces essais, il est de *toute importance* d'opérer sur l'urine *moyenne* de 24 heures.

Une analyse faite en dehors de cette condition, n'a aucune valeur, puis qu'après les repas et le matin, au lever la glucose peut être trois ou quatre fois plus abondante qu'aux autres moments de la journée.

Azoturie. — L'azoturie est fréquente chez les diabétiqnes.

Le chiffre de l'urée peut atteindre 50 à 60 grammes par jour à la période d'état ; puis, à la période de cachexie, *l'urée* redevient normale.

M. Bouchard a étudié l'élimination de l'urée chez les diabétiques. Il a trouvé que les chiffres de l'urée sont normaux chez la moitié des diabétiques avec une ration d'entretien ordinaire. L'azoturie apparaît surtout chez ceux qui ont un régime très carné.

Lorsque le diabétique perd son appétit ou si son tube digestif s'altère, l'azoturie cesse d'être masquée par la polyphagie et le malade maigrit.

En résumé, dit M. Bouchard, l'azoturie n'appartient pas à tous les cas de diabète, ni à une forme particulière du diabète, mais elle est une complication toujours imminente chez tout diabétique ; il faut savoir la soupçonner et la reconnaître, afin de pouvoir la combattre dès qu'elle se produit.

Phosphaturie. — M. Bouchard a relaté une augmentation parallèle de la glucose et des phosphates. La phosphaturie serait d'origine alimentaire. Et le parallélisme entre la glycosurie et la phosphaturie n'existe que lorsque la désassimilation est entravée : elle n'est donc pas la règle dans le diabète sucré.

Chez certains diabétiques, on pourrait expliquer par cette élimination de phosphore, les douleurs osseuses qui apparaissent quelquefois.

M. Teissier donne comme raison de la phosphaturie apparaissant avec une diminution de glycose, la transformation du *sucre* en *acide lactique* qui mettrait en liberté une partie des phosphates de l'organisme.

Cette transformation se réalise très bien *in vitro* par l'action de certains ferments. On devrait vérifier si cette phosphaturie coïncide avec une hyperacidité urinaire. Nous nous proposons de contrôler ces faits.

Albuminurie. — L'albumine se rencontre souvent dans l'urine sucrée. Au début de l'affection, elle est en très petite quantité, rarement elle atteint 2 grammes. Cette albumine ne s'accompagne *d'aucun des signes particuliers aux affections rénales*. L'examen microscopique ne décèle ni cylindres ni cellules vésicales. Cette albuminurie est souvent passagère. Néanmoins, elle doit être prise en sérieuse considération, puisqu'elle indique une altération secondaire de la nutrition, et la phtisie se montre presque toujours chez les diabétiques albuminuriques.

L'albuminurie qui apparaît à la dernière phase de la maladie est la conséquence d'une altération rénale. L'urine peut en contenir jusqu'à 15 grammes en 24 heures.

Acide urique. — Comme signe précoce du diabète, Coignard a relaté plusieurs fois l'excès d'acide urique dans l'urine de personnes devenues diabétiques par la suite.

La parenté morbide entre la goutte et le diabète peut expliquer cette remarque.

Polyurie. — La quantité d'urine émise est très variable, de 2 à 4 litres au début. Dans les formes aiguës, on a noté 10 et 12 litres.

Le volume d'urine émis est proportionnel à la quantité de liquides absorbés.

Quand le sucre persiste et que le volume de l'urine diminue, on doit craindre l'apparition des accidents comateux.

L'urine et l'haleine ont alors une odeur spéciale. On a attribué ces accidents à la présence de l'*acétone* (voir page 83).

M. Jaccoud a étudié la question : ses conclusions sont à retenir : 1° l'acétonurie n'est pas constante dans le coma diabétique ; 2° on peut l'observer chez des diabétiques non comateux ; 3° elle est fréquente en dehors du diabète ; 4° l'acétone n'est nullement toxique pour l'homme.

Plusieurs auteurs ont voulu attribuer aux différents acides formés (les acide β oxy-butyrique, acétique, formique, etc.), le coma diabétique. La question n'est pas tranchée.

D'après Lancereaux, un seul point est indiscutable, « c'est que ce coma est le résultat d'une auto-intoxication. »

Urologie de la goutte et de l'arthritisme

On a longtemps cru que dans l'urine des goutteux il y avait toujours un excès d'acide *urique libre* ou d'urates, se traduisant par un sédiment rouge-brique abondant.

Une urine *hyperacide* peut précipiter une grande quantité d'acide urique et d'urates, sans que le chiffre absolu d'acide urique soit au-dessus de la normale. Une sudation abondante accompagnée de fièvre peut, en diminuant le volume de l'urine, amener l'insolubilité des sédiments uriques. Ces conditions sont, il est vrai, souvent remplies au moment d'un accès de goutte. On doit *précipiter* l'acide urique de la totalité des urines de 24 heures pour se faire une idée exacte de l'élimination de cette substance.

M. Lécorché a étudié la goutte et a trouvé que l'excès d'acide urique dans l'urine est la véritable caractéristique de la maladie. Cet excès *augmente* au moment des localisations articulaires. Au début de l'accès, l'acide urique peut baisser jusqu'à 0 gr. 20.

En étudiant l'acide urique (Page 42) nous avons émis une théorie mettant d'accord les savants qui ont étudié la question ; leurs opinions contradictoires seraient alors expliquées.

Composition de l'urine. — L'*urée* diminue au moment des accès, probablement par défaut de nourriture *animalisée*.

Les *phosphates* sont variables, leurs oscillations suivent exactement celles de l'acide urique (Lécorché). M. Bouchard a constaté qu'en dehors de l'accès, la quantité d'acide phosphorique éliminée était toujours normale ou excédente, excepté dans les cas de cachexie ou de régime sévère imposé aux malades.

Il convient de remarquer que chez tous les goutteux, comme chez tous les arthritiques, l'*acidité urinaire est augmentée.*

Les sédiments qu'on rencontre presque toujours sont :

Des urates, de l'acide urique, des oxalates.

Arthritisme. — Actuellement, les travaux de Bouchard ont compris sous le nom d'*arthritisme*, les manifestations morbides diverses ayant toutes pour origine l'*hyperacidité des humeurs.*

Sur le terrain biologique, l'arthritisme se caractérise par des notions actuellement plus précises que sur le terrain clinique (Boureau).

L'arthritique est un surminéralisé. — Si on compare l'azote total aux matières minérales, on aura chez l'arthritique :

Azote.................	14.58
Matières minérales....	24.78

L'homme normal, pour 1 gramme de matière minérale, produit 0.74 d'azote.

L'arthritique, pour 1 gramme de matière minérale, ne produit que 0.546 d'azote.

Autrement dit, pour produire la même quantité d'azote, il faut à l'arthritique un temps plus long que le sujet sain. Il accumule des matières minérales.

Nous verrons plus loin que chez le tuberculeux, les phénomènes sont l'inverse de chez l'arthritique.

L'hyperacidité étant constante dans l'arthritisme, son étude se confondra avec celle de cette diathèse.

Facteurs du terrain hyperacide. — L'excès de suralimentation peut entraîner l'arthritisme, surtout si les combustions sont entravées par l'inaction cérébrale et musculaire.

Certains agents thérapeutiques donnent lieu à l'hyperacidité. Les acides minéraux, les tannins, les phénols, donnent de l'hyperacidité.

Conséquences pathologiques de cette hyperacidité. — L'acide urique, l'acidité totale, augmentent dans l'urine. En même temps, les graisses se formeront plus facilement : l'obésité apparaît.

Nous verrons, en étudiant l'urologie des phtisiques, qu'on peut utiliser ces remarques pour corriger les oxydations et empêcher la déminéralisation du sol tuberculeux.

Urologie dans la phtisie

Le docteur Boureau, de Tours, a fait paraître une étude très curieuse sur la nutrition dans l'arthritisme et la phtisie. Il a, par des considérations très ingénieuses, expliqué l'antagonisme entre l'arthritisme et la phtisie. Nous allons extraire de ce travail, ce qui nous intéresse au point de vue de l'urologie de la tuberculose.

La *toxicité* des urines chez le nouveau-né, issu de parents tuberculeux, est souvent très appréciable, alors que chez le sujet sain cette toxicité est sensiblement nulle. Les poisons urinaires proviennent en partie d'un défaut d'utilisation des aliments.

Variations pathologiques des rapports azotés et minéraux. — Le carbone, chez ces tuberculisables, tombe par kilog. corporel dans les urines à 0,17, au lieu de 0,25, il en est de même de l'urée. Le rapport d'A. Robin, de l'azote à l'urée, donne 0,72 ou 0,74 chez les descendants de bacillaires (Charrin). L'assimilation est donc viciée. Chez les tuberculeux, l'azote total devient supérieur à la matière minérale. On trouve en moyenne chez eux :

Azote total..........	10,11
Matières minérales.	9

Les chiffres normaux sont :

Azote total..........	15,24
Matières minérales.	18,50

Le terrain tuberculeux est donc *un sol déminéralisé.*

Nous avons dit plus haut que le sujet sain emploie 1 gramme de matière minérale pour produire 0,74 d'azote, tandis que le tuberculeux, avec 1 gramme de matière minérale, produit 0,88 d'azote.

Au début, un malade peut perdre 3 à 4 grammes de phosphate par litre d'urine, A la période de cachexie, la phosphaturie s'arrête (Teissier). Cette élimination exagérée expliquerait certaines douleurs que les tuberculeux ressentent dans la continuité des os longs (Charrin et Guignard).

Lorsque la dénutrition s'accentue, les chlorures augmentent. Si la fièvre apparaît, les urines prennent les caractères des urines fébriles que nous avons étudiés. Les sueurs nocturnes ont pour conséquence la diminution du *volume* et la précipitation *de l'acide urique* et *des urates.*

Lorsque la dénutrition s'avance, le tissu musculaire, en se détruisant, donne un chiffre exagéré d'urée, puis, lorsque l'usure organique continue, dans les dernières semaines de la vie, l'urée tombe au-dessous de la normale.

On trouve quelquefois du *sucre* dans l'urine des phtisiques ; sa présence est expliquée par les troubles hépatiques ou l'hématose insuffisante.

L'albuminurie qu'on observe souvent a une origine complexe. Elle peut être d'origine rénale ou dyscrasique. Les troubles de la nutrition générale, la cachexie tuberculeuse peuvent expliquer cette origine. (P. Le Noir).

Quand la tuberculose est avancée, on rencontre dans l'urine des *peptones*, qui seraient dues au mauvais état des voies digestives.

L'urine est toujours pauvre en chlorures, elle ne contient que 2 gr. 90 de Na Cl.

Le volume total est diminué.

Les phosphates diminuent ; la potasse et la chaux ont une tendance à augmenter d'une façon notable.

Dans la tuberculose rénale on peut rencontrer le bacille de Koch.

Hypoacidité du sol tuberculeux. — Une remarque très importante est que *l'acidité totale de l'urine diminue.*

Ce phénomène n'est qu'une conséquence de la constitution spéciale du terrain tuberculeux.

Moyens de diminuer l'hypoacidité. — Les remarques que nous avons faites dans l'étude de l'urologie chez les arthritiques, trouveront une application très importante ici.

Le sommeil, le repos, le gavage alimentaire, comme moyens hygiéniques, seront employés utilement chez les tuberculeux.

Parmi les médicaments : le tannin, les phénols, la créosote surtout, les acides minéraux, l'acide phosphorique augmenteront l'acidité humorale.

Les oxydations diminueront, l'acidité urinaire s'élèvera et le tuberculeux tirera grand bénéfice de tous ces agents.

L'urine réflètera cette amélioration en relatant

une diminution de l'élimination des substances minérales.

Les graisses se fixent en milieu acide, puisque leur saponification ne s'effectue pas, et l'embonpoint apparaît.

Ainsi s'expliquent les effets salutaires de tous les agents thérapeuthiques dont l'action intime était jusqu'alors inconnue.

Urologie des néphrites

Néphrites aiguës. — Nous empruntons les lignes qui suivent à l'ouvrage du Dr Labadie-Lagrave :

« Dès le début, les urines sont diminuées, le ma-
» lade rend tout au plus un demi-litre d'urine dans
» les 24 heures. Dans quelques cas, il y a anurie et
» les accidents urémiques apparaissent très rapi-
» dement. L'urine est trouble, riche en urates et
» en phosphates et contient des éléments figurés,
» tels que : globules du sang, cellules épithéliales,
» cylindres.

» Sa couleur varie du rose-pâle au rouge-som-
» bre, suivant la quantité de sang qu'elle ren-
» ferme.

» Par le repos, il se forme un dépôt brun,
» épais, constitué par des cylindres, des leuco-
» cytes, des globules rouges, des cellules épithéliales.

» La réaction est acide, et la densité élevée au
» début (1030).

» L'urée est diminuée dans une notable propor-

» tion et ne dépasse pas 8 à 10 grammes dans les » 24 heures, pendant la période fébrile de la ma- » ladie. »

Puis l'équilibre se rétablit les jours suivants et la quantité d'urée peut, dans la suite, dépasser la moyenne normale.

Les chlorures sont diminués.

Albuminurie. — L'albumine se retrouve dans l'urine de tous les malades atteints de néphrite aiguë. Sa présence est quelquefois passagère.

La quantité d'albumine varie beaucoup, suivant la cause qui préside à la néphrite aiguë. Elle peut être très faible. Dans la scarlatine, à la période d'état, elle peut atteindre 1 à 2 grammes.

Hématuries. — Les hématies s'observent presque toujours dans les urines des néphrites aiguës.

Ces éléments se rencontrent au début de la néphrite. L'urinc est alors colorée en rouge.

Les hématies sont surtout abondantes dans les néphrites à formes hémorragiques.

L'examen microscopique est alors important.

Les hémorragies rénales, au cours des néphrites aiguës, peuvent se rencontrer souvent dans la fièvre typhoïde.

Cylindres. — Les cylindres qu'on rencontre sont : les cylindres hyalins, colloïdes, à aspect granuleux, tapissés de cellules altérées.

Diagnostique urologique. — Pour affirmer l'existence d'une néphrite aiguë, on devra, dans l'urine:

1° Déceler la présence de l'albumine ;

2° Constater au microscope la présence des cylindres, des détritus épithéliaux, des éléments figurés du rein ;

3° Dans certains cas, on trouvera des hématies et des leucocytes dans le dépôt.

Néphrite parenchymateuse chronique. — Elle est souvent la suite de la néphrite aiguë ou bien elle débute insidieusement par des accidents affectant une marche d'emblée chronique.

Urines. — Le volume est diminué (6 à 800 cc.), les urines sont troubles, foncées en couleur et laissent déposer un sédiment abondant.

L'albumine est toujours en grande quantité (de 2 à 10 grammes). Pendant la période de décroissance, les urines augmentent de quantité. Le volume normal peut même être dépassé.

L'urine est trouble et renferme du mucus, des cylindres, des urates.

La densité est élevée, l'urée est au-dessous de la normale, surtout au moment où se constituent les œdèmes. La plus grande partie de l'urée s'extravase avec la sérosité.

Dans la néphrite parenchymateuse, il y a toujours une diminution des chlorures (Bartels).

Examen microscopique. — On trouve des cristaux d'acide urique, d'urates, de phosphates, des leucocytes, des cylindres urinaires nombreux, hyalins ou graisseux.

Les cylindres granuleux cireux, se trouvent dans les urines en quantité, souvent considérable, dans la néphrite parenchymateuse déjà ancienne.

Néphrite interstitielle chronique. — Les urines sont ici augmentées. Elles peuvent s'élever à plusieurs litres dans les 24 heures (jusqu'à 10 litres). L'urine est pâle, de faible densité et ne renferme que peu ou pas d'*albumine.*

Le taux de l'*urée* est à peu près normal, Néanmoins, l'abaissement constant du taux de l'urée associé à quelques symptômes généraux, offre une certaine valeur diagnostique, en l'absence même de l'albuminurie et des cylindres urinaires.

L'*acide urique est toujours diminué*. Quelquefois même il manque totalement.

Les chlorures, les phosphates sont au-dessous de la normale.

Le *dépôt* est presque nul : on y trouve des cristaux d'urate de soude, quelques cylindres hyalins.

La *toxicité urinaire est diminuée.*

Les *cylindres* urinaires ont une valeur diagnostique variable. Les cylindres hyalins et les cylindres granuleux sont les plus importants à reconnaître.

Les cylindres hyalins, constitués par un exsudat albumineux, ont la même valeur séméiologique que l'albuminurie.

Les *cylindres granuleux* indiquent que le revête-

Urine dans les Néphrites : *Abréviations* { = *normal.* + *au-dessus de la normale* — *au-dessous id.* }

INDICATION de la FEUILLE D'ANALYSE	NÉPHRITE DIFFUSE AIGUE	NÉPHRITE PARENCHYMATEUSE CHRONIQUE	NÉPHRITE INTERSTITIELLE CHRONIQUE
Volume.........	—	—	Peut atteindre 10 lit. +.
Couleur.........	Du rose au rouge sombre........	Foncée.	Pâle.
Densité.........	+	+ =	—
Urée	—	—	=
Chlorures	—	—	—
Acide phosphorique..........	+	=	—
Albumine	Abondante	Très abondante.	Peu abondante parfois 0.
Examen microscopique........			
Cylindres.......	Hyalins.........	Hyalins avec Globules graisseux.	Rares.
Leucocytes	Oui.............	Oui............	Rares.
Hématies.......	Oui (abondantes).	0 ou rares	0
Cellules épithéliales	Oui (abondantes).	Peu abondantes.	Rares.

ment épilhélial des canalicules se désagrège et se détruit.

Nous avons emprunté ces détails à l'excellent ouvrage du Dr Labadie-Lagrave. Le praticien peut alors voir toute l'importance que prend l'analyse complète pour établir le diagnostic des différentes formes de néphrites.

Urine dans les affections vésicales ou uréthrales

L'examen microscopique domine dans le diagnostic de ces affections.

On devra aussi remarquer la *réaction* de l'urine qui est souvent *alcaline* ou *ammoniacale* par suite de lésions.

Ce n'est plus alors l'alcalinité physiologique qu'on observe, mais une alcalinité due à la fermentation putride.

Il faut donc s'assurer ici que l'urine est ammoniacale au moment de l'*émission*.

D'après Guyon, toutes ces urines contiennent du pus.

Dans la cystite, l'urine est toujours alcaline, et cette transformation se ferait dans la vessie sous la dépendance d'un ferment spécial.

Avec les leucocytes, on rencontre souvent des globules sanguins dans ces affections.

Le clinicien doit déterminer à quelle cause il convient d'attribuer ces hématies.

Nous avons donné, en parlant de l'examen microscopique, les remarques de Labadie-Lagrave pouvant aider à faire le diagnostic.

Le professeur Guyon dit « que la présence du pus dans l'urine est un symptôme presque constant dans les maladies des voies urinaires ».

L'examen microscopique permettra facilement de déceler les leucocytes.

Dans les *uréthrites chroniques*, on rencontre nageant au milieu de l'urine, des *filaments muqueux* qui contiennent souvent quelques leucocytes et des cellules épithéliales.

On ne sait rien de précis sur la genèse de ces filaments.

CHAPITRE II

Urologie dans les Maladies secondaires

Dans le chapitre précédent, nous avons étudié l'urologie des affections apparaissant d'emblée, sans qu'aucune maladie antérieure apparente ait pu faire prévoir les troubles observés.

Au contraire, les troubles nutritifs peuvent être consécutifs à *une maladie primitive*. Ainsi la tuberculose, la pneumonie, engendreront des troubles qui modifieront les oxydations cellulaires. L'urologie de ces affections pourra renseigner le praticien sur le pronostic de la maladie.

Urologie de la fièvre. — La manière la plus simple dont on puisse se renseigner sur « l'état de la nutrition chez les fébricitants » est d'analyser leurs urines (Le Gendre). Examinons les caractères physiques des urines fébriles.

Au moment de la période aiguë, le *volume* est diminué, la *densité* accrue.

La coloration de l'urine s'accentue. L'hémoglobine fait son apparition.

Les sels de potasse augmentent et les chlorures diminuent.

L'*azote* varie avec l'état du malade.

Si on le soumet à la diète, l'*urée* diminue.

Dans toutes les phases de la maladie, les *matières extractives* sont en excès, puisque les combustions sont ralenties.

Il n'y a pas de rapport constant entre l'augmentation de l'urée excrétée et le degré d'hyperthermie.

Dans la fièvre thyphoïde et la pneumonie, le taux de l'urée diminue souvent, malgré la persistance de l'hyperthermie.

M. A. Robin a trouvé ainsi que le coefficient d'oxydation tombe, dans les états typhoïdes, de 84 à 72 0/0.

L'*acide urique* et l'acide phosphorique, lorsque la fonction respiratoire est entravée, augmentent. Les chlorures diminuent.

Action des médicaments. — Action des médicaments apyrétiques.

L'*acide salicylique* augmente la proportion des matériaux solides et *élève* le taux *de l'urée.*

Le *sulfate de quinine* abaisse les matériaux solides et l'urée.

L'alcool agit comme agent d'épargne.

La digitale chez les fébricitants augmente les matériaux solides et l'urée (A. Robin).

L'urine dans les maladies du foie. — Le foie joue un double rôle dans la nutrition. Il perfectionne les matériaux absorbés dans l'intestin, le sucre par exemple, pour en faire du glycogène. D'autre part, il transforme les matériaux de désassimilation : de colloïdes il les transforme en cristalloïdes dialysables. Si le foie s'atrophie, les matériaux assimilables diminuent et les matériaux de désassimilation augmentent. L'*urée* diminue et la *leucine* et la *tyrosine* se rencontrent dans le sang et l'urine. Différentes albumines apparaissent aussi.

M. Bouchard a remarqué que la naphtaline s'élimine normalement à l'état de naphtylsulfite de soude. Dans l'atrophie aiguë du foie, la naphtaline s'élimine sous un état anormal mal défini, communiquant aux urines une teinte violet analogue à celle que donne à l'eau le permanganate de potasse.

Dans le choléra et la fièvre typhoïde, maladies où existent des altérations profondes du foie, on observe cette coloration en donnant de la naphtaline.

La présence des acides et des pigments biliaires, indiquera toujours une altération plus ou moins profonde de la sécrétion hépatique.

On rencontre souvent de l'*albumine* et du *sucre* dans les urines *hépatiques*.

L'urine chez les nerveux. — Il existe, dans certaines maladies nerveuses avec ou sans lésion, des troubles de la nutrition générale ; les modifications dans les échanges nutritifs, se traduisent par des oxydations peu accélérées.

Chez les *hystériques*, il existe un trouble de la nutrition par suite duquel les individus peuvent vivre longtemps avec une alimentation insuffisante.

En 1873, M. Bouchard démontrait, en dosant l'urée dans l'urine des hystériques, combien leur nutrition était ralentie. Gilles de la Tourette et Cathelineau ont repris cette étude dans le service de Charcot. Leur étude est scindée en deux. Ils ont étudié la nutrition dans l'hystérie normale et chez l'hystérie pathologique.

Ces auteurs ont dosé : la quantité des urines excrétées, le résidu fixe, la teneur en urée et en phosphates. Leurs conclusions sont les suivantes :

« Chez l'hystérique, en dehors des manifestations pathologiques de la névrose autres que les stigmates permanents, la nutrition s'effectue normalement. Les hystériques ne constituent pas des êtres à part. Lorsque survient l'attaque convulsive, les phénomènes observés sont tout autres.

Les auteurs anciens, Hippocrate même, après lui Sydenham et Van Swienten avaient remarqué que les urines devenaient alors claires, peu riches en matières dissoutes et très pâles.

Plus tard Rollo, Cruiksank, ont constaté que ces urines contenaient peu de matières organiques et peu d'urée.

G. de la Tourette et Cathelineau ont vérifié ces assertions. De plus, ils ont constaté une diminution de l'acide phosphorique avec augmentation relative des phosphates terreux.

Voici les chiffres qu'ils ont trouvés :

Si nous représentons l'acide phosphorique anhydre éliminée en 24 heures, par la moyenne 3 gr. 20, cette quantité peut devenir 1 gramme et même moins dans l'hystérie convulsive.

Dans l'épilepsie, les phénomènes seraient inverses : les principes constituants de l'urine seraient augmentés. M. Féré attribue cette particularité à la diminution de la capacité respiratoire chez les épileptiques.

Le temps pendant lequel ces variations de la nutrition chez les hystériques persiste, est très variable. Elles peuvent durer de un jour à plusieurs semaines.

La densité urinaire peut descendre chez elle à 1006, le volume devient 250 centimètres cubes pour 24 heures, et le taux de l'urée s'abaisse à 2 gr. 10.

Dans l'hypnotisme, tous les éléments, ainsi que le volume émis en 24 heures, diminuent. La formule des phosphates est intervertie. On voit que la nutrition présente ici une grande analogie avec la nutrition des hystériques.

Dans la folie, l'excrétion urinaire présente de nombreuses modifications selon la nature des troubles nerveux.

Dans la *mélancolie* et les formes dépressives, l'urine est peu abondante, la densité augmente, l'urée et les chlorures sont au-dessous de la normale. L'acide urique est souvent augmenté.

Dans la *manie*, les phosphates sont diminués non seulement d'une façon absolue, mais encore proportionnellement aux autres déchets organiques. De plus, l'urine perd de sa toxicité.

On observe souvent, chez les *aliénés*, l'albuminurie en dehors de toute lésion cardiaque ou rénale.

L'urine dans le cancer. — M. Rommelaëre a donné l'hypoazoturie et l'hypophosphaturie comme un signe de diagnostique importante des néoplasmes.

L'urine des cancéreux aurait une toxicité spéciale. Elle dépendrait de la résorption de produits toxiques qui, élaborés dans les tissus malades, amèneraient une cachexie dangereuse.

Nous avons eu l'occasion de faire deux analyses d'urine de carcinomateux. Nous avons noté une hypochlorurie intense (2 et 3 gr. de chlorures par litre) avec une grande quantité d'indican.

L'urine dans la chlorose. — L'urée est en diminution notable : elle serait proportionnelle à la diminution du nombre des globules sanguins. MM. Hanot et Mathieu ont écrit que « dans les maladies à manifestation snémiques, il suffirait de suivre la progression de l'urée pour avoir, par là même, toutes les fois que la fièvre n'intervient pas, la mesure indirecte de la réparation globulaire. M. Hayem fait remarquer que cette règle doit être souvent en défaut, puisque l'urée est surtout sous la dépendance de l'alimentation.

Les phosphates et le chlorure de sodium diminuent en suivant les variations de l'urée. L'acide urique reste normal. L'indican se rencontre quelquefois. Winter a trouvé de l'urobiline en proportions variables, accompagné d'*urohématine*.

Lorsque les maladies guérissent, ces deux pigments disparaissent.

La diminution de l'azote s'observe constamment : ce fait important se retrouve aussi bien chez les malades atteints de fièvre que chez les *apyrétiques*.

FIN

Table Alphabétique

Table Analytique

DEUXIÈME PARTIE

Châteauroux. — Typ. et Lith. P. Langlois et Cie

A LA MÊME SOCIÉTÉ D'ÉDITIONS

Comment on défend ses Poumons

(*Lutte contre les Maladies de Poitrine*), par le Dr Henry LABONNE, licencié ès-sciences, officier de l'Instruction publique. Une broch. in-8 avec fig. dans le texte. 1 fr.

Sous ce titre peu banal, le Dr Henry LABONNE vient de publier une brochure que nous voudrions voir dans toutes les familles. Ce n'est pas la vulgarisation scientifique, mais bien un *résumé substanciel* et *fort original* des moyens simples à employer pour éviter de devenir poitrinaire et pour se guérir, si déjà l'on est atteint. On est surpris, en lisant cet ouvrage, de voir, condensés en quelques lignes, l'hygiène, les exercices permis ou défendus, le diagnostic, le traitement hygiénique, les rares médicaments efficaces, l'alimentation etc., etc. Il faut aussi féliciter chaudement le Dr Henry LABONNE d'avoir su ne conseiller que des moyens que le plus pauvre habitant des campagnes peut trouver sous sa main.

Sa brochure sera achetée, nous n'en doutons pas, par beaucoup et surtout par les chefs d'usine, d'institution ou d'atelier, qui se feront un devoir d'en distribuer de nombreux exemplaires.

Les Toxines Microbiennes et Animales

par A. GAUTHIER, membre de l'Institut, professeur à la Faculté de Médecine de Paris. In-8° de 640 pages avec figures .... 15 fr.

« C'est à M. Armand GAUTIER que l'on doit l'une des grandes découvertes contemporaines, à savoir que les microbes agissent, non par eux-mêmes, mais par leurs sécrétions vénéneuses. Il a montré ensuite que l'organisme d'un individu sain, vit, cellulairement, comme les microbes et fabrique comme eux des poisons qui, lorsqu'ils ne sont pas éliminés ou détruits, engendrent des maladies. Son livre, véritable monument de la science moderne, est consacré à l'étude de ces poisons divers. Il ouvre au traitement des maladies et particulièrement des maladies infectieuses, des horizons inattendus, et mérite d'être classé au rang des ouvrages les plus marquants de la chimie appliquée à la médecine. M. Armand GAUTIER est un novateur dont le nom doit être associé à ceux de Pasteur et de Behring. »

MONTGENAULT (Du *New-York Herald*).

LES TOXINES, *de GAUTIER, depuis la découverte de miraculeuses guérisons par les sérums, doivent se trouver dans toutes les bibliothèques.*

Formulaire de Médecine pratique

par le Dr E. MONIN, Chevalier de la Légion d'honneur, Officier de l'Instruction publique. Préface du Professeur Peter (6e édition) .... 5 fr.

Le *Formulaire de Médecine pratique* du Dr Monin (nouvelle édition, la sixième), doit son succès sans précédent à la précision et à la méthode hors de pair qui caractérisent l'ouvrage, livre de chevet pour le praticien et *indispensable aux Familles*. Toutes les indications thérapeutiques de la pathologie sont compendieusement détaillés et clairement élucidées, par ordre Alphabétique, dans ce volume de 650 pages, luxueusement imprimé.

A LA MÊME SOCIÉTÉ D'ÉDITIONS

www.ingramcontent.com/pod-product-compliance
Ingram Content Group UK Ltd.
Pitfield, Milton Keynes, MK11 3LW, UK
UKHW021057200726
13857UKWH00003B/966

9 782011 788320